专家与您面对面

小儿发疹性疾病

主编 / 申淑芳　尹彩霞　张晓慧

中国医药科技出版社

图书在版编目（CIP）数据

小儿发疹性疾病 / 申淑芳，尹彩霞，张晓慧主编 . -- 北京：中国医药科技出版社，2016.1

（专家与您面对面）

ISBN 978-7-5067-8033-9

Ⅰ. ①小⋯　Ⅱ. ①申⋯ ②尹⋯ ③张⋯　Ⅲ. ①小儿疾病 – 斑疹 – 防治

Ⅳ. ① R758.69

中国版本图书馆 CIP 数据核字 (2015) 第 311435 号

专家与您面对面——小儿发疹性疾病

美术编辑	陈君杞
版式设计	大隐设计

出版　中国医药科技出版社

地址　北京市海淀区文慧园北路甲 22 号

邮编　100082

电话　发行：010-62227427　邮购：010-62236938

网址　www.cmstp.com

规格　880×1230mm $^1/_{32}$

印张　4 $^1/_4$

字数　69 千字

版次　2016 年 1 月第 1 版

印次　2016 年 1 月第 1 次印刷

印刷　北京九天众诚印刷有限公司

经销　全国各地新华书店

书号　ISBN 978-7-5067-8033-9

定价　19.80 元

本社图书如存在印装质量问题请与本社联系调换

内容提要

　　小儿发疹性疾病怎么防？怎么治？本书从"未病先防，既病防变"的理念出发，分别从基础知识、发病信号、鉴别诊断、综合治疗、康复调养和预防保健六个方面进行介绍，告诉您关于小儿发疹性疾病您需要知道的有多少，您能做的有哪些。

　　阅读本书，让您在全面了解小儿发疹性疾病的基础上，能正确应对小儿发疹性疾病的"防"与"治"。本书适合小儿发疹性疾病患者及家属阅读参考，凡患者或家属可能存在的疑问，都能找到解答，带着问题找答案，犹如专家与您面对面。

专家与您面对面

丛书编委会（按姓氏笔画排序）

王　策	王建国	王海云	尤　蔚	牛　菲	牛胜德	牛换香
尹彩霞	申淑芳	史慧栋	付　涛	付丽珠	白秀萍	吕晓红
刘　凯	刘　颖	刘月梅	刘宇欣	刘红旗	刘彦才	刘艳清
刘德清	齐国海	江　莉	江荷叶	许兰芬	李书军	李贞福
张凤兰	张晓慧	周　萃	赵瑞清	段江曼	高福生	程　石
谢素萍	熊　露	魏保生				

前言

"健康是福"已经是人尽皆知的道理。有了健康，才有事业，才有未来，才有幸福；失去健康，就失去一切。那么什么是健康？健康包含三个方面的内容，身体好，没有疾病，即生理健康；心理平衡，始终保持良好的心理状态，即心理健康；个人和社会相协调，即社会适应能力强。健康不应以治病为本，因为治病花钱受罪，事倍功半，是下策。健康应以养生预防为本，省钱省力，事半功倍，乃是上策。

然而，污染的空气、恶化的水源、生活的压力等等，来自现实社会对健康的威胁却越来越令人担忧。没病之前，不知道如何保养，一旦患病，又不知道如何就医。基于这种现状，我们从"未病先防，既病防变"的理念出发，邀请众多医学专家编写了这套丛书。丛书本着一切为了健康的目标，遵循科学性、权威性、实用性、普及性的原则，简明扼要地介绍了100种疾病。旨在提高全民族的健康与身体素质，消除医学知识的不对等，把健康知识送到每一个家庭，帮助大家实现身心健康的理想。本套丛书的章节结构如下。

第一章 疾病扫盲——若想健康身体好，基础知识须知道；

第二章 发病信号——疾病总会露马脚，练就慧眼早明了；

第三章 诊断须知——确诊病症下对药，必要检查不可少；

第四章 治疗疾病——合理用药很重要，综合治疗效果好；

第五章 康复调养——三分治疗七分养，自我保健恢复早；

第六章 预防保健——运动饮食习惯好，远离疾病活到老。

按照以上结构，作者根据在临床工作中的实践体会，和就诊时患者经常提出的一些问题，对100种常见疾病做了系统的介绍，内容丰富，深入浅出，通俗易懂。通过阅读，能使读者在自己的努力下，进行自我保健，以增强体质，减少疾病；一旦患病，以利尽早发现，及时治疗，早日康复，将疾病带来的损害降至最低限度。一书在手，犹如请了一位与您面对面交谈的专家，可以随时为您答疑解惑。丛书不仅适合患者阅读，也适用于健康人群预防保健参考所需。限于水平与时间，不足之处在所难免，望广大读者批评、指正。

编者

2015 年 10 月

目录

第1章 **疾病扫盲**
——若想健康身体好，基础知识须知道

1

第2章　发病信号

——疾病总会露马脚，练就慧眼早明了

第3章 诊断须知
——确诊病症下对药，必要检查不可少

第4章　治疗疾病
——合理用药很重要，综合治疗效果好

第5章　康复调养

——三分治疗七分养，自我保健恢复早

第6章　预防保健

——只有重视预防，才能远离疾病

第 1 章

疾病扫盲

若想健康身体好，基础知识须知道

发疹性疾病包括哪些

小儿常见发疹性疾病或称出疹性疾病，主要包括麻疹、风疹、幼儿急疹、水痘和猩红热，主要经呼吸道传播，各有其临床特点。

皮肤的微细结构是如何的

皮肤染色后通过显微镜下观察，从外到里，分为3层：即表皮、真皮和皮下组织。

（1）表皮。是真皮的保护层，它是一层不足1mm的薄膜。表皮又分为5层，由里到外分别为基底层、棘细胞层、颗粒层、透明层、角质层。它们主要由角细胞和树枝状细胞组成。基底层还有含黑色素的黑色素细胞、几种普通染色难以识别的和某些与感觉及皮肤免疫相关的细胞。

（2）真皮。与表皮以指状突起互相交错镶嵌。真皮的结构比表皮复杂，是皮肤的核心部分。它主要由纤维、血管、淋巴管、神经等部分组成；还含有毛囊、皮脂腺、大小汗腺及立毛肌等附属器官，以及生产纤维的纤维母细胞及少量淋巴细胞、肥大细胞和浆细胞。

（3）皮下组织。是皮肤的最里层。它主要是脂肪组织，也有血管和一些纤维。它是表皮、真皮的厚实的衬垫。它的厚薄变动很大，瘦者薄，胖者厚。

皮肤的功能

皮肤具有保护、感觉、调节体温、吸收、分泌与排泄、新陈代谢等生理功能。

（1）保护功能。皮肤覆盖在人体表面，表皮各层细胞紧密连接。真皮中含有大量的胶原纤维和弹力纤维，使皮肤既坚韧又柔软，具有一定的抗拉性和弹性。当受外力摩擦或牵拉后，仍能保持完整，并在外力去除后恢复原状。皮下组织疏松，含有大量脂肪细胞，有软垫作用。皮肤可以阻绝弱电流，皮肤的角质层是不良导体，对电流有一定的绝缘能力，可以防止一定量电流对人体的伤害。皮肤的角质层和黑色素颗粒能反射和吸收部分紫外线，阻止其射入体内伤害内部组织。皮脂腺能分泌皮脂，汗腺分泌汗液，两者混合，在皮肤表面形成一层乳化皮脂膜，可以滋润角质层，防止皮肤干裂。汗液在一定程度上可冲淡化学物的酸碱度，保护皮肤。皮肤表面的皮脂膜呈弱酸性，能阻止皮肤表面的细菌、真菌侵入，并有抑菌、杀菌作用。

（2）感觉功能。皮肤内含有丰富的感觉神经末梢，可感受外界的各种刺激，产生各种不同的感觉，如触觉、痛觉、压力觉、热觉、冷觉等。

（3）调节体温。当外界气温较高时，皮肤毛细血管网大量开放，体表血流量增多，皮肤散热增加，使体温不致过高。当气温较低时，皮肤毛细血管网部分关闭，部分血流不经体表，直接由动静脉吻合支进入静脉中，使体表血流量减少，减少散热，保持体温。当气温高时，人体大量出汗，汗液蒸发过程中可带走身体的部分热量，起到降低体温的作用。

（4）分泌与排泄。皮肤的汗腺可分泌汗液，皮脂腺可分泌皮脂。皮脂在皮肤表面与汗液混合，形成乳化皮脂膜，滋润保护皮肤及毛发。皮肤通过出汗排泄体内代谢产生的废物，如尿酸、尿素等。

（5）吸收功能。皮肤并不是绝对严密无通透性的，它能够有选择地吸收外界的营养物质。皮肤直接从外界吸收营养的途径有三条：营养物渗透过角质层细胞膜，进入角质细胞内；大分子及水溶性物质有少量可通过毛孔、汗孔被吸收；少量营养物质通过表面细胞间隙渗透进入真皮。

（6）新陈代谢。皮肤细胞有分裂繁殖、更新代谢的能力。皮肤的新陈代谢功能在夜间22时至凌晨2时之间最为活跃，在此期间保证良好的睡眠对养颜大有好处。

皮肤作为人体的一部分，还参与全身的代谢活动。皮肤中有大量的水分和脂肪，它们不仅使皮肤丰满润泽，还为整个肌体活动提供能量，可以补充血液中的水分或储存人体多余的水分。皮肤是糖的储库，能调节血糖的浓度，以保持血糖的正常。

皮肤的附属器官

皮肤附属器官有汗腺、皮脂腺、毛发和爪甲。

汗腺根据汗腺分泌物的不同，分为小汗腺和大汗腺两种。小汗腺的分泌受神经系统支配。当气温升高、做剧烈运动、情绪变化，或服某些药物时，小汗腺分泌活动增加，身体出汗量增多。小汗腺除唇及指甲等处外，广泛分布于全身，尤其以手掌、脚底、前额、腋下等处最多。小汗腺可以分泌汗液，其主要成分为水、无机盐和少量尿酸、尿素等代谢废物，具有润泽皮肤、调节体温、排泄废物等作用。大汗腺青春期时开始发育，分布在腋窝、乳晕、肛门及外阴、外耳道等处，开口于毛囊，分泌物为浓稠的乳状液体，含有蛋白质、糖类和脂肪。这种分泌物很容易被皮肤表面的细菌分解，产生令人不愉快的气味。

皮脂腺分布很广，除手、脚掌外遍布全身，以头面、胸骨附近及肩胛间皮肤最多。皮脂腺的分泌受雄性激素和肾上腺皮脂激素的控制，在幼儿时皮脂分泌量较少，青春发育期分泌活动旺盛，35岁以后分泌量逐渐减少，皮肤会变得比较干燥，开始粗糙，出现皱纹。

毛发体毛发可分为长毛、短毛、毫毛三种。它的主要成分是角蛋白。长毛包括头发、腋毛、阴毛等；短毛有眉毛、睫毛、鼻毛等；毫毛柔软色淡，除手（脚）掌和指（趾）末节外，遍布全身。遗传因素对毛发的分布、浓密程度、质地、颜色及是否卷曲等有很大影响。

爪甲甲覆盖在指（趾）末端，为半透明状的角质板。甲的主要成分为硬性角质蛋白，甲内不含神经和血管，位于指（趾）末端，起保护作用。甲由甲板和甲根两部分构成。甲板是暴露在皮肤外的部分，其下为甲床，内含丰富的血管、神经。甲根为隐藏在皮内的部分，其下皮肤为甲母质，是甲的生长区。如甲根部皮肤发炎或起皮疹，甲会因营养不良而变薄变脆或凹凸不平，影响手（脚）整体美。

发热是怎么形成的

在正常健康情况下，人体的产热和散热这对矛盾经常保持着动态平衡。当患某些疾病时，此相对平衡的关系发生障碍，使产热过多，散热过少，则引起发热。

根据体温上升的机制不同，发热可分为两大类：

（1）致热原性发热。大多数患者的发热系由致热原所引起的，如各种病原体、细菌、细菌内毒素、病毒、抗原－抗体复合物、渗出液中的"激活物"、某些类固醇、异种蛋白等，在体内产生致热原，称为内生性致热原。目前认为这些致热原作用于血液中的中性粒细胞和大单核细胞，使其被激活而生成和释放出白细胞致热原，通过血液循环作用于体温调节中枢而改变其功能状态，从而影响产热和散热过程，使产热增加，散热降低，引起体温上升，出现发热反应。

致热原性发热可见于下列情况：

①炎症性发热疾病时，病灶充血明显，致热原吸收较快，渗出液中中性粒细胞越多，渗出范围越大，则发热来的越快，热度越高；而增生性炎症（如结核病）致热原来自大吞噬单核细胞，其数量不多，产生致热原较少，再因吸收进入血液的速度也较慢，故发热较慢，热度较低。

②炎症病灶内虽有渗出液的中性粒细胞及致热原积聚，若周围组织增生形成包囊或机化，则致热原的吸收较慢，表现为中度发热、低热，甚至无热。但是当囊内压力增加（如渗出液增多）或屏障被破坏（如挤压疖痈等）时，则可由无热或低热转为高热。反之，由

急性渗出性炎症转为慢性增生性炎症时，则可由高热转为低热。致病微生物从病灶大量进入血液中，可激活血液中的中性粒细胞，引起大量内生性致热原的产生和释放，也可出现弛张热或消耗热。

③无菌炎症的发热。是由于某种损伤（如机械性、物理性、化学性等）和因供血障碍引起组织坏死时，发生白细胞浸润的炎症，炎性渗出物中的蛋白质和白细胞吞噬组织碎片后，均能激活白细胞并生成和释放白细胞致热原，而产生发热。

④变态反应性疾病的发热。因抗原－抗体复合物激活中性粒细胞而释放内生性致热原，故致发热。

⑤致热激素的发热。是由于激素致热原引起的发热，如周期热、肾上腺性征异常症、肾上腺肿瘤、慢性肝炎、肝功能不全以及应用原胆烷醇酮治疗等，均可使体内游离原胆烷醇酮增高，在血浆中的游离型增高（正常血浆中原胆烷醇酮呈结合状态，游离部分浓度低），能使中性粒细胞释放内生性致热原，引起发热。

⑥肿瘤患者的发热。可能是组织损伤部位的炎症反应形成白细胞释放内生性致热原；也有认为是肿瘤细胞的自身免疫因素激活白细胞释放内生性致热原；再有认为即是肝癌、肾上腺癌能引起游离型原胆烷醇酮增高，产生致热原；还有认为是某些肿瘤组织本身（如淋巴网状细胞瘤）可含有致热原。

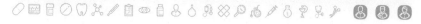

（2）非致热原性发热。属于非感染因素所致的发热，主要见于以下情况：

①产热过多。如癫痫持续状态或惊厥后的发热，是由于肌肉抽搐短时期内产生的热量大于散热而致发热；甲状腺功能亢进的发热，一方面是由于甲状腺素分泌增多，基础代谢增高，另一方面是产生的热量不能以高能磷酸化合物形式贮存，以热能形式散发，故产热增多。

②散热减少。如广泛性瘢痕、广泛性皮炎、鱼鳞病、先天性汗腺缺乏症等。由于汗腺功能缺乏，同时皮肤的散热受到影响，而出现发热。又如心力衰竭伴发热者，是由于心排血量减少，皮肤血流量减少，皮肤水肿，加之去甲肾上腺素释放增加，致皮肤血管收缩，故影响散热；同时，肺部充血使心肺循环受阻碍，故使肺呼吸蒸发散热减少。再如大量失水、失血引起血循环量减少，散热量降低，周围循环衰竭和贫血使大脑皮质功能失常，影响体温调节中枢，故出现发热；若失水量超过体重的 1% 时，可使体温上升 0.2℃ ~ 0.3℃，小儿尤为常见。

③中枢神经系统体温调节失常。如直接损伤中枢神经系统的某些病毒性疾病、中暑、安眠药中毒、颅内出血、颅骨骨折等，可影响或直接损害大脑皮质下的体温调节中枢，以致散热发生障碍（无汗）

9

而出现高热。故无汗和高热为此类发热的特征。如神经功能性低热，是由于大脑皮质不稳定，自主神经功能紊乱，引起的正常体温调节中枢障碍而致低热。此低热特点为上午体温高于下午。典型的间脑病发热，常伴有糖、蛋白质、脂肪代谢紊乱，如出现糖尿病、肥胖症、剧烈饥饿感，常伴心悸、无汗、精神症状等。

如何判断小儿发热

　　发热是婴幼儿十分常见的一种症状，许多疾病在一开始时就表现为发热。在日常生活当中，我们会时常看到有些家长用手摸一摸孩子的头，摸一摸孩子的手心，感到皮肤发烫，就认为孩子是发热了。有些家长认为，只要孩子的体温超过37℃就是生病了。其实，这种认识并不是完全正确的。

　　发热是指体温的异常升高。正常小儿腋下体温为36℃～37℃，如超过37.4℃可以认为是发热。但是，小儿的体温在某些因素的影响下，常常可以出现一些波动。比如在傍晚时，小儿的体温往往比清晨高一些；小儿进食、哭闹、运动后，体温也会暂时升高；衣被过厚、室温过高等原因，也会使体温升高一些。这种暂时的、幅度不大的体温波动，只要小儿身体状况良好，精神活泼，没有其他的症状和体征，一般不应该考虑是病态。

有些孩子经常出现手足心发热。有的家长一拉孩子的手，发现手心很热就认为孩子是发热了，盲目地给予退热药。其实，小儿的手足心热并不一定就是体温高。如果测一下体温，很可能在正常范围内。孩子手足心热，从中医的角度分析，是因为阴虚火旺，也就是人们所说的孩子有"虚火"。这种情况不宜使用西药退热剂，而应该请中医治疗。中药可选用生地、麦冬、沙参、玄参、玉竹、青蒿、丹皮等滋阴清热之品。同时让孩子多饮水，多吃青菜和水果，也可以经常用菊花泡水频饮。

对确认发热的孩子，要分析发热的原因，判断是感染所致的发热，还是其他因素所引起的发热。并且要注意观察发热的热型和伴随的其他症状，以便及早做出正确诊断。

何谓长期发热

发热是儿科临床最常见的症状。肛温超过37.8℃、舌下温度超过37.5℃、腋下温度超过37.4℃为发热。小儿发热大多为短期内容易治愈的感染性疾患所致，少数患儿发热可持续较长时间。发热持续达2周以上称为长期发热。

小儿长期发热的病因复杂，且有时可无明显的特异性症状，往往需要一定时间的仔细观察、必要的实验室检查以及某些特殊检查，然后根据检查结果并结合疾病发展经过，甚至试验性治疗，综合分析后才能最终明确诊断。小儿发热的热型不如成人典型，加之近年来抗生素和糖皮质激素的早期广泛应用，也影响热型，因此热型特点在小儿长期发热的诊断和鉴别诊断中仅具有参考意义。

发热是机体的一种防卫反应，它可使单核吞噬细胞系统吞噬功能、白细胞内酶活力和肝脏解毒功能增强，从而有利于疾病的恢复。但是长期发热，尤其高热又可使机体各种调节功能受累，如高热可引起大脑皮质兴奋性增强，表现为烦躁、哭闹，甚至惊厥；超高热可导致中枢抑制而昏迷。发热还可使消化液分泌减少、消化酶活力降低，影响消化吸收功能，造成负氮平衡、自身蛋白分解增加，使患儿消瘦、虚弱，故应及时查明病因，针对病因治疗，必要时给予降温对症治疗。

何谓超高热

当用正规的方法测量人体体温，肛温大于41.5℃或口温大于41℃，称为超高热。超高热对人体的危害性很大，可以引起机体的

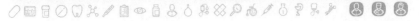

代谢增加，氧的消耗量大大增加，能量消耗增多，中枢神经系统兴奋性增高，可出现抽搐，引起呼吸、心跳增快，甚至呼吸循环衰竭；超高热也可引起肝、肾等脏器的损害，促使原有肝、肾功能不全的患者发生肝、肾衰竭等。总之超高热是儿科的一种急症，必须迅速做出病因鉴别，以便及时对症处理。

引起超高热的疾病有高温重症中暑、血型不合的输血所致的溶血反应、疟疾、流行性乙型脑炎、暴发型中毒性菌痢、暴发型流行性脑膜炎、其他化脓性脑膜炎、重症中毒性肺炎、甲状腺危象、输液致热原反应以及中枢性发热等。

当出现超高热时，应当根据患儿病史和临床表现的特点，必要时可考虑结合临床化验检查及其他辅助检查以明确诊断，及时降温并对原发疾病进行治疗。

🩺 何谓周期性发热

凡是体温突然或缓慢上升达到高峰，保持一定时间，然后迅速或缓慢下降至正常；经过一定时间的无热期后再发热，历经一定时间后又下降至正常体温。这种发热期与无发热期交替出现，反复多次，即为周期性发热。

13

　　周期性发热其间歇期长短不等，间歇期中无发热时，症状也不明显。它主要见于布鲁杆菌病（波状热）、回归热、疟疾、鼠咬热、化脓性感染（胆道感染伴胆管梗阻，或尿路感染伴输尿管梗阻，每当梗阻解除，感染消除，其热度也就下降。如再出现梗阻，又可导致感染再引起发热）、淋巴瘤、丝虫病以及周期热（是一种慢性非感染性疾病，其发热可能与类固醇激素代谢障碍有关）等疾病。其中以疟疾、布鲁杆菌病、回归热、化脓性感染、淋巴瘤、丝虫病更为主要。而这些疾病具有复发性和规律性发热的特点，因此对于发热性疾病的鉴别较有帮助。

何谓小儿功能性低热

　　功能性低热是由非器质性疾病所致的低热。其特点为早晨及午前的体温高于午后及晚上，有时伴有多汗、乏力、食欲缺乏等症状。

　　功能性低热的原因可能与体温调节中枢功能紊乱或自主神经功能紊乱有关。此类低热包括原发性低热（体质性低热）、夏季热以及感染后低热。诊断功能性低热时，必须完全排除器质性疾病，并且要经过一段时间的动态观察，然后才可确定，切不可未经任何检查即做出盲目诊断。

对功能性低热的患儿使用退热剂治疗一般无效。可根据患儿的临床症状，采用适当的中药治疗。一般多用滋阴清热类中药，如生地、丹皮、知母、青蒿、鳖甲、地骨皮、沙参、麦冬之类。有些功能性低热的患儿未经特殊治疗，经过一段时间后亦自然缓解。

何谓小儿特发性高热症

特发性高热症是由于婴幼儿时期体温调节中枢的机能不够成熟，体温调节功能不完善，致使小儿体温发生波动。小儿特发性高热主要有暑热症和周期性发热。

暑热症又称夏季热，是婴幼儿时期所特有的发热性疾病。本病在我国中南部地区比较多见。临床的主要特点是夏季长期发热不退，伴有口渴、多尿、无汗或少汗等症状。

暑热症的发热表现为三种类型：第一型是长期发热，体温经常在 38 ～ 39℃之间，多在半夜至早晨体温上升，午后有下降趋势；在夏季炎热季节发热持续不退。这种类型多见于人工喂养的婴儿。患儿虽然发热，但其他一般状况良好。第二型是呈低热状态，主要是白天发热，尤其以午后发热明显，夜间体温正常。第三型患儿除发热外，还伴有一些其他症状，如周期性呕吐、食欲缺乏、消化不良、咳嗽，以及自主神经紊乱症状。这种类型小儿多为过敏性体质，热程多持续 1 ~ 3 个月，气候转凉后体温下降。

周期性发热的特点是每月发热一次，每次发热持续数天，体温在 38 ~ 39℃之间，有时可见弛张热型。发热时患儿可有出汗、四肢痛、乏力、食欲缺乏等症状。但身体一般状况尚好，体检也无特殊体征。

周期性发热症属于中枢性发热，主要是由于交感神经、副交感神经或两者同时呈亢进状态所致。

小儿特发性高热症临床虽表现高热，但患儿一般状态比较好，查体也没有特殊体征，各种实验检查一般都在正常范围。本病目前尚无特效治疗方法，一般应采用中药治疗。

发热对人体有何影响

在一定限度内的发热是机体抵抗疾病的生理性防御措施，因此其发热的意义应从两个方面来看。

在体温不太高时（比常温高 2.5℃左右），对大多数人的功能影响不显著，并且机体中会有许多有利的变化发生，如白细胞增多、网状内皮系统的功能包括吞噬作用、抗体的生成、肝脏的解毒作用等都增强。同时发热时代谢的增强如果不是十分过度，也能加速组织的物质交换和提高机体的抵抗能力。这些变化显然有利于对病原体的消灭，有利于人体抵抗感染，为尽快恢复健康创造条件。在很多急性传染病中，一定限度的体温升高常常表示机体有良好的反应能力；而发热不显著，甚至体温不升高的病例，如有的新生儿感染、重症败血症，预示着机体反应力较差，甚至有的病例可能预后不良。

因此我们在处理每一个发热患儿时，应该能看到发热对机体有利的一面，也要看到对机体有害的一面，随时正确地估计发热的性质及其对机体的影响，采取必要的治疗措施，以帮助机体战胜疾病，使患儿顺利地、及早地恢复健康。

哪些皮肤病具有传染性

许多皮肤病患者在就诊时都十分关心自己的皮肤病有无传染性，其实传染性皮肤病种类只占皮肤病的一小部分。皮肤病的传染方式可分直接接触传染和间接接触传染两种方式。直接接触传染是通过直接接触患者或患病动物的皮肤、血液、体液和分泌物（如痰液、粪便、唾液、尿液、渗出液等）而传染，间接接触传染是通过患者污染过的用具（如餐具、衣帽、被褥、洗漱用品、鞋帽、毛巾等）

而传染。但并非接触后就会被传染，这是因为人体具有一定免疫力，只有当免疫力下降时，如在体弱、慢性内脏疾患、长期使用免疫抑制剂及激素、肿瘤等条件下，被传染的机会就会大大增加。

具有传染性的皮肤病有：单纯疱疹、水痘、生殖器疱疹、卡波水痘样疹、传染性单核细胞增多症、天花、B病毒病、牛型痘、挤奶人结节、羊痘、传染性软疣、寻常疣、扁平疣、麻疹、非典型麻疹综合征、手足口病、呼吸道合胞病毒感染、口蹄疫、传染性红斑、幼儿急疹、性病性淋巴肉芽肿、鹦鹉热、斑疹伤寒、脓疱疮、猩红热、淋病、非淋菌性尿道炎、沙漠疮、麻风、皮肤结核、鼻疽、布鲁菌病、鼠疫、软下疳、炭疽、皮肤白喉、红癣、头癣、手足癣、甲癣、体癣、股癣、梅毒、艾滋病、雅司、品他、皮肤黑热病、滴虫病、疟疾、阴虱、疥疮等。

哪些皮肤病好发于儿童

婴幼儿童皮肤薄嫩，所以临床上有许多皮肤病好发于该年龄段，常见的皮肤病如下。

疱疹性齿龈口腔炎、水痘、卡波水痘样疹、巨细胞包涵体病、传染性单核细胞增多症、传染性软疣、口腔灶性上皮增生、小儿丘疹性肢端皮炎、麻疹、呼吸道合胞病毒感染、手足口病、柯萨奇病毒疹、风疹、传染性红斑、幼儿急疹、川崎病、新生儿脓疱疮、猩红热、黄癣、白癣、黑癣、红色粟粒疹、胶样粟粒疹、沙土皮炎、尿布皮炎、异位性皮炎、丘疹性荨麻疹、幼年类风湿结节、慢性肉芽肿病、高免疫球蛋白综合征、遗传性血管性水肿、咬甲癖、剥脱性角质松解症、进行性对称性红斑角皮症、新生儿中毒性红斑、新生儿萎缩性回状红斑、风湿性环状红斑、尿布银屑病、白色糠疹、毛发红糠疹、线状苔癣、小棘苔癣、儿童良性慢性大疱性皮病、新生儿一过性脓疱性黑变病、婴儿肢端脓疱病、反应性穿通性胶原病、儿童早老症、毛囊性皮肤萎缩、过敏性紫癜、特发性血小板减少性紫癜、暴发性紫癜、新生儿水肿、新生儿硬化症、新生儿皮下脂肪坏死、进行性脂肪营养不良、新生儿痤疮、先天性秃发、幼年性黄色肉芽肿、卟啉症、肠病性肢端皮炎、白化病、胶样婴儿、着色性干皮病、鲜红斑痣等。

🧑 皮损的形状与排列

　　大多数皮肤病皮肤损害的形状及排列都具有一定规律，清楚地认识皮损的形状与排列，有助于皮肤病的诊断和观测皮肤病的进展及预后。

（1）线状损害及线状排列。①由于同形反应或自身接种所致，如银屑病、扁平苔癣、传染性软疣、扁平疣等。②由于先天发育的因素，如线状痣、色素失禁等。③由于血管淋巴管的分布关系，如血栓性静脉炎、孢子丝菌病、淋巴管炎等。④由于外因引起，如人工性皮炎、接触性皮炎等。⑤其他原因如线状苔癣、线状神经性皮炎、线状硬皮病等。

（2）环状、弧状损害及环状、弧状排列。当一圆形损害向周围扩展，而中心消退时可形成一环状损害，它是由红斑性环状斑疹或丘疹组成，其中心有一紫色的丘疹或水疱。它是多形红斑的特征性损害。红斑性环状损害见于风湿性红斑、药疹、蕈样肉芽肿、二期梅毒及红斑狼疮，有鳞屑的环状损害见于玫瑰糠疹、皮肌炎等。

（3）损害呈群集性排列。丘疹、风团、结节及水疱可呈群集排列。水疱呈簇状或成群排列时，称为疱疹样型，如单纯疱疹、疱疹样皮炎、疱疹样脓疱疮等。带状疱疹之水疱随皮节而排列成带状，称为带状样型。无一定型的群集损害可见于扁平疣、扁平苔癣、荨麻疹、虫咬症、平滑肌瘤及限局性淋巴管瘤。

（4）网状排列。血管扩张呈网状，如火激红斑、网状青斑及大理石色皮。网状损害伴有萎缩、毛细血管扩张、色素沉着及色素减退者见于皮肤异色症中。

何谓病毒

病毒是一种体积极微小的微生物，大多用电子显微镜才能看到；病毒结构简单，属于非细胞型微生物，由遗传物质核酸及外面的蛋白质壳构成；病毒不能独立生活，必须靠寄生在其他生物的活细胞内才能生长繁殖。

病毒在自然界中分布广泛，人、动物、昆虫、植物、真菌、细菌等都可被病毒寄生而引起感染。在人类的传染病中，由病毒引起的远较细菌和其他微生物为多，约占 3/4，如流行性感冒、肝炎、流行性出血热、水痘、带状疱疹以及艾滋病等，传染性强，流行广泛。病毒还与某些肿瘤、先天性畸形、阿尔茨海默病（老年痴呆）等有关。

病毒有很多种类，按宿主不同可分为动物病毒、植物病毒、细菌病毒；按临床和感染途径可分为呼吸道感染病毒、消化道感染病毒、肝炎病毒、乙脑病毒、神经病毒、性传播病毒等。不同的病毒侵入人体后的扩散方式和致病特点也不一样，有的只引起局部感染，有的可随血液或神经播散。

病毒感染人体后至发病前都有一段潜伏期，短者只 1～3 天，如流感病毒；长者可达数月甚至数年，如狂犬病毒。

人体感染病毒后大多能产生免疫力，但维持时间长短不一。

🧑‍⚕️ 病毒可引起哪些皮肤病

病毒可直接侵犯皮肤引起皮肤损害，少数可由病毒的抗原性作用而引起皮肤变态反应发疹。由于致病的病毒不同，其临床表现亦各有差异，临床上一般将病毒性皮肤病分为三型。

（1）水疱型皮损。以水疱为主，常见的有单纯疱疹、带状疱疹、水痘、疱疹样湿疹等。

（2）新生物型皮损。呈疣状，常见的各种疣如寻常疣、跖疣、扁平疣、尖锐湿疣、传染性软疣等。

（3）发疹型皮损为红皮斑疹或丘疹等，常见的有麻疹、风疹、幼儿急疹等。

🧑‍⚕️ 手足口病是怎么回事

从名称可以看出，本病是手、足和口腔三个部位同时患病，事实的确如此。本病是一种病毒性传染病，以手掌、足跖及口腔内发生小水疱为特征，主要见于儿童。

手足口病多在夏秋季节流行，患者多为学龄儿童，尤以1～2岁婴幼儿最多，但成人亦可发生。病原体为柯萨奇病毒，存在于患者的水疱疱液、咽部分泌物或粪便中，故可通过直接接触、呼吸道或消化道传染。潜伏期4～7天。发疹前可有低热、头痛、食欲缺乏等症状。皮疹主要表现为疼痛性口腔炎，即在口腔的硬腭、颊部、齿龈及舌部出现疼痛性水疱，很快破溃形成溃疡，四周绕以红晕。同时，在手、足可发生米粒至豌豆大小的水疱，圆形或椭圆形，疱壁薄，内容澄清。主要发生在指（趾）的背面或侧缘。但亦有发生在掌、跖及指的掌侧，且与皮纹的走向一致。水疱的数目不多，但亦可在50个以上。整个病程约1周，很少复发。

本病皮损分布较特殊，根据典型的临床表现诊断并不困难，治疗可予口服抗病毒药物或中药清热解毒之品，如市售中成药板蓝根冲剂、抗病毒冲剂等。

正常人的体温是多少

人和高等动物都有一定的体温。体温的产生是机体不断地进行新陈代谢的结果。同时，体温又是机体功能活动正常进行的重要条件。随着动物的进化，体温调节功能越来越完善。低等动物的体温随着环境温度的变化而变化，不能保持其体温的相对恒定，因此称为变温动物。人和高等动物能够在环境温度不同的情况下，通过对体内产热和散热过程的调节来保持体内环境温度的相对稳定，并提高对环境温度变化的适应能力，因此称为恒温动物。

在健康状态时，如饮食正常，衣着适宜，人体的体温一般是比较恒定的，即保持在37℃上下（介于36.2～37.3℃），而不因外界环境温度的改变而变化。但人体正常体温并不是指某一具体温度，而是一个温度范围。如对大多数正常人来说，口腔体温范围在36.7～37.7℃（而37.19℃仅是一个平均值），腋窝温度范围在36.0～37.4℃，直肠温度范围在36.9～37.9℃。人体的体温虽然比较恒定，但人类个体之间的体温有一定的差异，少数人的标准体温可低于36.2℃，也可高于37.3℃。即使同一人体温在一日内也不是完全一样的，昼夜间体温的波动可达1℃左右。

正常体温随昼夜变化而变化吗

虽然人体的体温是比较恒定的，但也非一成不变，它在一正常范围内受着多种因素的影响，有一定正常的波动范围。如昼夜的变化，昼夜间体温可有周期性变化。一昼夜之间，在清晨0～4时最低，从7～9时急剧上升，以后则缓慢上升，至17～19时达最高值，继而下降，至23～24时达稳定值。一日间体温可有三个高峰，第一、第二个高峰分别出现于早、午饭后 1 小时左右，第三个高峰在下午 17 时以后。其中以第三个高峰值最高，最高值与最低值之差常在 1℃ 以内。正常人上、下午温度相比较，一般下午比上午高 0.17℃（腋窝温）和 0.12℃（口腔温），但也有下午比上午体温低者。关于体温昼夜周期性变化的原因迄今尚未阐明。一般认为这种周期性变化主要取决于机体的内因，是由世世代代的生活方式和习惯所形成的内在规律性所决定的。它的变化，可能同机体昼夜间活动与安静的节律性、代谢、血液循环及呼吸功能的周期变化有关。此外，外在条件对昼夜间体温周期性亦有影响，例如长期夜班工作的人，体温周期性波动与一般人不同，可出现夜间体温升高，白天体温下降。

小儿发热就一定是病重的表现吗

发热是小儿一种常见的临床症状。在多数情况下，发热是身体和入侵病原作战的一种保护性反应，是人体正在发动免疫系统抵抗感染的一个过程。

有不少家长一见到孩子发热就立刻惊慌失措，以为孩子一定是得了什么重病。其实，发热并不一定就意味着病重。体温的异常升高与疾病的严重程度不一定成正比。

发热的生理机制实际上是白细胞发现了入侵的病原，于是就释放出蛋白质，产生一种内源性致热物质，这种物质刺激下丘脑，使体温的调节失常，从而引起发热。人体的免疫系统在体温较高的时候，战斗力会得到增强；而不少细菌和病毒在温度较高的情况下，进攻的能力也会降低。人体每一次发热，都会给免疫系统一次锻炼的机会。

了解了发热的产生机制，家长见到孩子发热时既不要惊慌，也不必急于用退热药。在一般情况下，如果只是发热而没有其他明显的不适，不服用退热药反而更好。这样，既可以使医生通过了解热型及发热程度做出确切诊断，又保护了机体的自然防御能力。

小儿的正常体温可以因气温、年龄、饮食、哭闹，以及衣被的厚薄等因素有一定范围的波动。体温稍有升高，并不一定有病理意义。在小儿确实体温升高时，要注意观察患儿的神态和举止，而不要单纯依赖体温计。一个体温在38℃，神情呆滞的孩子，与一个体温在40℃，但仍然顽皮的孩子相比，前者更值得我们关注。而一个机体抵抗力低的孩子，纵使患了严重的疾病，也很可能不会发热。

发热是机体的一种防卫反应，但发热过高或长期发热可使机体各种调节功能受累，从而影响小儿的身体健康。因此，见到小儿发热时，应积极查明原因，针对病因进行治疗。

为何高热前会出现寒战

这是因为多数患儿的发热是由致热原所引起。中性粒细胞和大单核细胞内含有致热原前质，在一定的刺激条件下，白细胞可被激活，并且释放致热原。致热原通过血流到下丘脑的体温调节中枢，体温调节中枢受到刺激后，就会产生兴奋、冲动，通过交感神经引起皮肤毛细血管收缩，血流减少，这时皮肤温度就会下降，从而刺激温度感受器引起骨骼肌张力增加，肌纤维呈微细收缩，皮肤内竖毛肌收缩。因此，患儿会出现寒战，我们会看到孩子的皮肤出现"鸡皮疙瘩"。

在寒战后出现的发热一般都是高热，多见于重症感染，应该积极做好治疗和护理工作。在患儿寒战时，应进行保温，尤其是四肢等末梢部位的保温，给予服用热饮料。在高热时，要及时降温，并随时观察病情变化，防止发生惊厥。

为何退热时患儿会出汗

因为发热时机体内温度上升，皮肤血管扩张，这样就使血流增快，皮肤温度升高，以增加散热。当体温继续增高时，皮肤血管的扩张已接近最大程度，此时蒸发就成为唯一的散热方式，开始以发汗作为散热，以补偿皮肤辐射、传导和对流散热的不足。在正常人的体温条件下，每一克水蒸发变成水蒸气要吸收0.6kcal（2512.1J）的热量。所以，汗液从皮肤表面大量蒸发，可带走大量体热，是一种很好的散热方式。

患儿高热时服用退热剂，一般都会在短时间内开始出汗，然后体温逐渐下降。退热剂主要通过抑制体温调节中枢，使散热增加，出汗增多，从而使体温降至正常。小儿在服用退热药时应注意掌握剂量，不可因为体温过高而大量应用退热药品。因为退热药剂量过大会使出汗增多，可引起患儿虚脱。同时，应用退热剂时要注意多饮水，以利于排汗降温，并可防止出汗过多造成水与电解质紊乱。

小儿出汗较多时，要注意及时补充体内所需要的液体，同时要做好皮肤护理。如果患儿出汗较多又不愿饮水时，可以通过静脉输液来补充液体。

发热是婴幼儿时期最常见的症状之一

发热是婴幼儿时期最常见的症状之一。从病理生理学的角度来看，发热是人体防御疾病，适应内外环境温度异常的保护性反应，在一定程度上对机体是有利的。但是，发热过高或发热持续的时间过久，也会对婴幼儿的健康构成威胁，引起一些不良的影响。

高热可以使婴幼儿的大脑皮质过度兴奋，从而引起烦躁不安，或者发生高热惊厥。

高热时体内加速散热，可使心跳加快。一般体温每升高1℃，心跳每分钟约增快10～15次，这样就会加重了心脏的负担。

高热时体内各种营养素的代谢增加，氧的消耗量也大大增加。一般体温每升高1℃，基础代谢就会增加13%。

高热对婴幼儿的消化系统影响也很大。高热会引起消化功能紊乱，从而导致婴幼儿腹泻。高热时体内消化液分泌减少，消化酶活力降低，胃肠蠕动减慢，因此会出现食欲缺乏、腹胀及便秘等症状。

持续发热可降低机体的抵抗能力，从而可继发细菌或病毒的二重感染。

因此，当婴幼儿发热过高时，应该采取积极措施，查找发热原因，以便针对病因进行治疗。同时，应该采取物理降温、药物降温等对症处理措施。并且要注意补充水分和营养，鼓励患儿多饮水，给予易消化的高热量、高维生素、高糖、高蛋白、低脂肪的饮食。

发热对循环系统有何影响

在发热时，通常因为交感－肾上腺系统的兴奋性增高，或可能存在致热原以及热血液对窦房结的直接刺激，同时因发热时氧的消耗量增加，因此心跳加快。一般体温每增高 1℃时，小儿的心率每分钟可增加 10～15 次。但是，某些感染（如肠伤寒等）、严重中毒、脑干损伤（如脑脓肿、脑膜炎等），虽然体温很高，可达39～40℃，但心率呈相对徐缓或不增加，甚至减慢。另一些情况下，如某些感染或伴有低氧、缺血、中毒等因素影响心脏时，虽然体温不太高，但心率却显著增加。发热时，除心跳频率变化外，可能还有心跳加强，每分钟血排出量增多，脑及肾等脏器的血流量增加，加上外周小动脉的紧张性加强，血压稍见升高，但有时（如白喉）由于心肌中毒，可能心跳减弱，血压下降。发热时，血管通透性也增强。

退热时，由于迷走神经兴奋性增加，所以心率减慢、血管扩张，加上大量出汗及排尿而致体液丢失，此时血压可能下降。若高热骤退时，易发生虚脱。

发热对呼吸和消化系统有何影响

　　发热时，因体温升高以及酸性代谢产物的积聚，刺激呼吸中枢，会使其兴奋性增高，故出现呼吸加快。在高热时，因呼吸中枢兴奋性发生障碍，有时出现周期性呼吸。发热同时机体各种消化液的生成和分泌均减少，各种消化酶的活力降低，胃肠道运动缓慢，使食物的消化和吸收受到影响，因此患儿可出现食欲缺法、口干、消化不良、便秘等。由于消化液缺少和消化道（主要指肠管）运动受到抑制引起的便秘等因素，使肠内发酵和腐败过程加重，发生腹胀、鼓肠，这种改变除影响营养物质（尤其脂肪和蛋白质）吸收外，还可因肠内毒性物质的吸收而引起中毒，更加重机体中毒及各系统的功能紊乱。

发热对肝、肾及内分泌系统有何影响

　　高热对肝、肾等脏器都可造成一定的损害，促使原有肝、肾功能不全的患者发生肝、肾衰竭。体温上升期和高热持续期，因水和氯化钠的潴留以及肾小管重吸收功能增强，尿量减少，使尿的比重及血中非蛋白氮含量增加，尿中氯化物降低。退热期，尿量增多，比重下降，尿中氯化物反而增加。

感染性发热时，肾脏还往往会发生实质性病变，故尿中可见蛋白、管型等。

发热时，内分泌系统如甲状腺、肾上腺、脑垂体的功能均加强，相应的激素也增加，所以在尿中可见 ACTH、皮质激素含量增加，尿和血中含碘量也增多。

长期高热时，有些内分泌系统可发生功能减退和衰竭。

发热时机体代谢有何变化

发热时，人体的代谢活动增强，而且主要为分解代谢增强。但是发热时代谢增强与体温的升高无一定比例关系。体温升高并不完全是由于产热增加的结果，体温升高的程度与产热增加的程度并不一定平行。一般来说，若正常人体温（37℃）上升至40℃，物质代谢强度必须增加几倍；而发热至40℃的患儿，代谢强度的增加还不足2/5。又如正常人在较强的体力劳动后代谢强度增加几倍，但体温仅有微小变动。在发热的不同阶段，代谢强度也在不断变化。如发热上升期，物质代谢的有氧分解是增加的，而高热持续期的有氧分解有时反而比发热上升期还低。某些疾病，如肺结核浸润进展期，尽管有低热，但分解代谢强度却明显增加，故患者消瘦较快。又如肠伤寒，因代谢严重紊乱，有氧分解可低于正常水平，而在退热期则又增加。发热时，由于体内存在有中毒、饥饿、营养不良等因素，常发生有氧代谢中氧化不全及无氧代谢加强，故对于代谢活动不应完全着眼于有氧分解的代谢活动，有氧代谢的氧化不全及无氧分解也不可忽视。

发热时小儿神经系统有什么变化

发热可使中枢神经系统的兴奋性增高，当体温上升至 40 ～ 41℃时，患儿可出现烦躁不安，胡言乱语、幻觉，甚至抽搐。这种情况在小儿尤为多见，这是因为小儿的神经系统还没有发育成熟，抑制过程薄弱，兴奋过程占相对优势，兴奋易于扩散。所以发热时小儿易出现抽搐，我们称它为"热性惊厥"。缺钙的小儿因为神经肌肉的兴奋性较高，发热时更容易出现"热性惊厥"。身体虚弱或在某些感染性疾病、重症衰竭的高热患儿，中枢神经系统处于抑制状态，表现出淡漠、无欲、嗜睡，甚至昏迷等症状。

自主神经系统在体温上升期和高热持续期，表现为交感神经兴奋性增高，而体温下降期则表现为迷走神经兴奋性增高的症状。

什么是麻疹

麻疹是麻疹病毒所致的小儿常见的急性呼吸道传染病。以发热、上呼吸道炎（咳嗽、流涕）、结膜炎、口腔麻疹黏膜斑（又称柯氏斑 koplik's spots）及皮肤特殊性斑丘疹为主要临床表现。本病传染性强，易并发肺炎。病后免疫力持久，大多终身免疫。发病年龄最小者为 2 月龄，最大者为 63 岁，其中 5 岁以上者占 90%。

麻疹是什么引起的

麻疹是由麻疹病毒引起。麻疹病毒属副黏病毒，只有一个血清型。抗原性稳定。病毒不耐热，对日光和消毒剂均敏感，但在低温中能长期保存。

麻疹是怎么传染的

麻疹的传染源主要是急性期患者和亚临床型带病毒者。在前驱期和出疹期，患者口、鼻、咽、气管及眼部的分泌物中均含有麻疹病毒，主要通过喷嚏、咳嗽和说话等由飞沫传播。密切接触者亦可经污染病毒的手传播，通过第三者或衣物间接传播少见。麻疹患者自出疹前5天至出疹后5天均有传染性，如合并肺炎，传染性可延长至出疹后10天。本病传染性极强，易感者接触后90%以上均可发病。发生季节以春季发病数较多，高峰在2～5月份。

麻疹是如何发病的

麻疹病毒侵入呼吸道上皮细胞及局部淋巴结，在这些部位繁殖，同时有少量病毒侵入血液，此后病毒在全身单核——巨噬细胞系统复制活跃，大量病毒再次进入血液，此即为临床前驱期，引起全身广泛性损害而出现一系列临床表现。由于免疫反应受到抑制，易发生细菌性继发感染，部分患者常继发鼻窦炎、中耳炎和支气管肺炎。并使结核病复燃，阳性的结核菌素反应变成阴性。麻疹病毒感染过程中，机体反应明显降低，可使湿疹、哮喘、肾病综合征患儿病情得到暂时缓解，但患者亦易继发细菌感染。亚急性硬化全脑炎（SSPE），常在患麻疹后7～11年，M蛋白的缺乏使不完整的麻疹病毒聚集，它不能被抗体或免疫细胞清除，从而导致本病。

麻疹系全身性疾病：病理改变可见于各个系统，其中以单核－吞噬细胞系统和呼吸系统更为明显，全身淋巴组织有不同程度的增生，在淋巴结、扁桃体、呼吸道、肠道等处可见多核巨细胞也称"华－佛细胞"（warthin–Finkeldey giant cell）。颊黏膜下层的微小分泌腺发炎，其病变内有浆液性渗出及内皮细胞增殖形成 koplik 斑。真皮毛细血管内皮细胞增生，血浆渗出，红细胞相对增多形成麻疹淡红色斑丘疹。疹退后，表皮细胞坏死、角化形成脱屑。由于皮疹处红细胞裂解，疹退后形成棕色色素。麻疹病毒引起的间质性肺炎为 Hecht 巨细胞肺炎。脑、脊髓初期可有充血水肿，后期少数可有脱髓鞘改变。亚急性硬化性全脑炎（SSPE）患者有皮质和白质的变性，细胞核及细胞浆内均可见包涵体。在电子显微镜下，包涵体呈管状结构，是副黏病毒核衣壳的典型表现。这些损害在脑内分布不均匀，且在病程早、晚期改变也不一致，脑组织活检无诊断意义。肝、心、肾可有细胞混浊肿胀和脂肪变性等改变。

什么是水痘

病原体为水痘－带状疱疹病毒（varicella–zoster virus，VZV），即人类疱疹病毒 3 型。该病毒在外界环境中生活力弱，不耐高温，不耐酸，不能在痂皮中存活。水痘病毒经口、鼻侵入人体，首先在呼吸道黏膜细胞内增殖，2 ~ 3 天后进入血液，产生病毒血症，可在单核－吞噬细胞系统内再次增殖后入血引起第2次病毒血症，并行全身扩散．引起各器官病变。主要损害部位在皮肤，偶尔累及内脏。皮疹分批出现与间隙性病毒血症相一致。皮疹出现1～4天后，产生特异性细胞免疫和抗体，病毒血症消失，症状随之缓解。

疱疹只限于表皮的棘状细胞层，呈退行性变和水肿。由于细胞裂解、液化和组织液的渗入，形成水疱。黏膜病变与皮疹类似。有免疫缺陷或免疫功能受抑制者可发生全身播散性水痘，病变可波及呼吸道、食管、胃、肺、肝、脾、胰、肾上腺和肠道等，受累器官可有局灶性坏死、炎性细胞浸润，可查见含嗜酸性包涵体的多核巨细胞。并发脑炎者，可有脑水肿、充血和点状出血。

什么是猩红热

病原为能释放红疹毒素的 A 组 β 溶血性链球菌。猩红热、链球菌咽峡炎患者和健康带菌者都是传染源。主要经空气飞沫传播，或经皮肤伤口或产道入侵，后者称外科型或产科型猩红热。3～7岁最易发病。多发生在温带地区的冬春季。

📋 什么是风疹

风疹是由风疹病毒引起的急性出疹性传染病，以前驱期短、3 日出疹及耳后、枕后和颈部淋巴结肿大为其临床特征。胎儿早期感染可致严重先天畸形。

风疹病毒（rubella virus）属披膜病毒科，核酸为单股正链 RNA。包膜蛋白 El 和 E2 能诱生中和抗体。患者或隐性感染者鼻咽分泌物（出疹前 7 天和疹退后 14 天内）、血、粪和尿带病毒。

先天风疹生后排病毒达数月至数年。病毒主要经空气飞沫，或经污染物 – 手 – 呼吸道或手 – 呼吸道途径传播；孕妇病毒血症期可将病毒经胎盘传给胎儿。5 ~ 9 岁发病率最高，可在集体机构中流行。胎儿异常与胎龄密切相关，1 ~ 4 周达 61%，5 ~ 8 周为 26%，9 ~ 12 周仅 8%。

📋 什么是幼儿急疹

幼儿急疹又称婴儿玫瑰疹，是常见于婴幼儿的急性出疹性传染病。临床待征为高热 3 ~ 4 天，热退出疹。

人类疱疹病毒（HHV）6 型和 7 型（HHV6 和 HHV-7）是该病

的主要病因，其他病毒如埃可病毒16型、腺病毒和副流感病毒等也

可引起。本病90%发生于2岁以内。大多为散在发病。

第 2 章

发病信号

疾病总会露马脚，练就慧眼早明了

麻疹的典型表现

（1）潜伏期。大多数为 6～18 天（平均 10 天左右）。潜伏期末可有低热，全身不适。

（2）前驱期（发疹前期，一般为 3～4 天）

①发热：多为中度以上，热型不一。

②上呼吸道炎表现：在发热同时出现咳嗽、流涕、喷嚏、咽部充血等卡他症状与上呼吸道感染不易区别，但结膜充血、流泪、畏光及眼睑水肿是本病特点。

③麻疹黏膜斑（Koplik 斑）：在发疹前 24～48 小时出现，开始仅在对着下臼齿相对应的颊黏膜上，可见直径约 1.0mm 灰白色小点，外有红色晕圈，常在 1～2 天内迅速增多，可累及整个颊黏膜并蔓延至唇部黏膜，于出疹后 1～2 天迅速消失，可留有暗红色小点。

④其他：部分病例可有一些非特异症状，如全身不适、食欲减退、精神不振。婴儿尚有呕吐、腹泻、腹痛等消化系统症状。偶见皮肤荨麻疹、隐约斑疹或猩红热样皮疹，在出现典型皮疹时消失。

（3）出疹期。多在发热后 3～4 天出皮疹，体温增高至 40～40.5℃，全身毒血症状加重，嗜睡或烦躁不安，甚至谵妄、抽搐、咳嗽加重。皮疹先出现于耳后、发际、颈部，逐渐蔓延至额面、躯干及四肢。疹形是玫瑰色斑丘疹，继而色加深呈暗红，可融合成片，疹间可见正常皮肤，同一部位皮疹持续2～3天，不伴痒感。此期肺部有湿性啰音，X线检查可见肺纹理增多或轻重不等弥漫性肺部浸润。

（4）恢复期。出疹3～4天后皮疹按出疹顺序开始消退。若无并发症发生，食欲、精神等其他症状也随之好转。疹退后，皮肤有糠麸状脱屑及棕色色素沉着，7～10天痊愈。

🩺 什么是非典型麻疹

（1）轻型麻疹。见于有一定免疫力的患儿。如在潜伏期内接受过丙种球蛋白、成人血注射者、或曾接种过麻疹疫苗，或<8个月的婴儿。潜伏期长、前驱期短、临床症状轻，如发热低、上呼吸道症状不明显。常无麻疹黏膜斑，皮疹稀疏、色淡，疹退后无色素沉着或脱屑，病程约1周，无并发症。

（2）重型麻疹。见于体弱多病、免疫力低下或护理不当继发严重感染者。体温持续40℃以上，中毒症状重，伴惊厥，昏迷。皮疹密集融合，呈紫蓝色者，常有黏膜出血，如鼻出血、呕血、咯血、血尿、血小板减少等，称为黑麻疹，可能是弥散性血管内凝血（DIC）

的一种形式。若皮疹少、色暗淡，常为循环不良表现。或皮疹骤退、四肢冰冷、血压下降出现循环衰竭表现。此型患儿常有肺炎、心力衰竭等并发症，病死率高。

（3）异型麻疹（非典型麻疹综合征）。主要见于接种过麻疹灭活疫苗或减毒活疫苗再次感染麻疹者。接种疫苗到发病时间一般为数月至数年，表现为高热、全身乏力、肌痛、头痛，无麻疹黏膜斑。出疹期皮疹不典型，如皮疹出现的顺序与正常相反，皮疹从四肢远端开始延及躯干、面部，呈多形性伴四肢水肿。则是一种特殊的麻疹，本病少见，表现不典型，临床诊断较困难，血清麻疹血凝抑制抗体检查有助诊断。

（4）无皮疹型麻疹。主要见于用免疫抑制剂的患儿，或体内尚有母传抗体的婴儿，或近期接受过被动免疫者。整个病程无皮疹，有时可见柯氏斑，发热呼吸道等其他症状可有可无、可轻可重，无特异性，临床诊断困难，只有依赖前驱症状及血清中麻疹抗体滴度增高才能确诊。

麻疹的并发症有哪些

（1）肺炎。是麻疹最常见的并发症，多见于 5 岁以下患儿，占麻疹患儿死因的90%以上。肺炎按发生机制可分为原发性与继发性。按病原可分为病毒性与细菌性。原发性系麻疹病毒本身引起的巨细胞肺炎，多随其他症状消退而消散。继发性肺炎常见于免疫功能缺陷的小儿，临床表现出疹较轻，而肺炎的症状较重、体征明显，预后差。病原体多为细菌性，常为金黄色葡萄球菌、肺炎链球菌等，易并发脓胸和脓气胸。部分为病毒性，多为腺病毒。

（2）喉炎。麻疹患儿常有轻度喉炎表现，随皮疹消退、体温下降其症状随之消失。但继发细菌感染所致的喉炎，临床表现为声音嘶哑、犬吠样咳嗽、吸气性呼吸困难及三凹征，严重者可窒息死亡。

（3）心肌炎。麻疹并发心肌炎并非少见，轻者仅有心音低钝、心率增快、一过性心电图改变，重者可出现心力衰竭、心源性休克。

（4）神经系统

①麻疹脑炎：发病率为1‰~2‰，大多发生在出疹后2~6天，其临床表现和脑脊液检查同一般病毒性脑炎。脑炎的轻重与麻疹轻重无关，约15%在1周内死亡，1/4~1/3可发生瘫痪和智力障碍。

②亚急性硬化性全脑炎：是麻疹的远期并发症，发病率约为百万分之一，男多于女。主要见于曾患过麻疹的年长儿，偶可见接种过麻疹活疫苗者。一般在患麻疹数年才出现脑炎的症状、体征。发病后先有数月的进行性痴呆，脑炎呈进行性恶化，出现肌阵挛等

表现，以及典型的脑电图改变，最后昏迷，发生去大脑强直、死亡。

（5）结核病。恶化后患儿的免疫反应受到暂时性抑制，可使原有潜伏结核病灶变为活动性甚至播散性而致粟粒性肺结核或结核性脑膜炎。

（6）营养不良与维生素 A 缺乏症。

水痘的典型表现如何

水痘潜伏期多为 2 周左右。前驱期仅 1 天左右，表现为发热、全身不适、食欲缺乏。次日出现皮疹，初起于躯干部，继而扩展至面部及四肢，四肢末端稀少，呈向心性分布，系水痘皮疹的特征之一。开始为红色斑丘疹或斑疹，数小时后变成椭圆形水滴样小水疱，周围红晕。约 24 小时内水疱内容物变为混浊，且疱疹出现脐凹现象，水疱易破溃，2～3 天迅速结痂。病后 3～5 天内，皮疹陆续分批出现，瘙痒感较重。由于皮疹演变过程快慢不一，同一时间内可见上述三种形态皮疹同时存在，这是水痘皮疹的又一重要特征。皮疹脱痂后一般不留瘢痕。黏膜皮疹可出现在口腔、结膜、生殖器等处，易破溃形成浅溃疡。水痘多为自限性疾病，10 天左右自愈，一般患者全身症状和皮疹均较轻。

　　重症水痘多发生在白血病、淋巴瘤等恶性病或免疫功能受损患儿。出现高热及全身中毒症状。出疹 1 周后体温仍可高达 40 ~ 41℃，患儿皮疹融合，形成大疱型疱疹或出血性皮疹，呈离心性分布，常伴血小板减少而发生暴发性紫癜。

　　先天性水痘：母亲在妊娠期患水痘可累及胎儿。若在妊娠的头 4 个月，则可能发生先天性水痘综合征，表现出生体重低、瘢痕性皮肤病变、肢体萎缩、视神经萎缩、白内障及智力低下。如母亲在产前 4 天以内患水痘，新生儿常于出生后 4 ~ 5 天发病，易形成播散性水痘，病死率 25% ~ 30%。新生儿水痘的皮疹有时酷似带状疱疹的皮疹。

💊 水痘的并发症

　　常见为皮肤继发细菌感染，如脓疱疮、丹毒、蜂窝组织炎，甚至由此导致败血症。继发性血小板减少可致皮肤、黏膜甚至内脏出血。

　　水痘肺炎儿童不常见，临床症状迅速恢复，X 线肺部病变可持续 6 ~ 12 周，偶有死亡报道。神经系统可见水痘后脑炎、格林巴利综合征、横贯性脊髓炎、面神经瘫痪、Reye 综合征。其他少数病例可发生心肌炎、肝炎、肾炎、关节炎及睾丸炎。

猩红热的临床表现

潜伏期1～7天，外科型1～2天。

（1）普通型典型病例分3期

①前驱期：急起发热38℃～39℃，重者40℃以上，伴咽痛、头痛和腹痛。咽及扁桃体充血显著，可见脓性分泌物。有软腭细小红疹或出血点及"草莓舌"。

②出疹期：皮疹于发病24小时迅速出现，初见颈部、腋下和腹股沟，24小时内遍及全身，呈密集而均匀红色细小丘疹，疹间皮肤弥漫性潮红。有口周苍白圈、帕氏线（Pastia line，皮肤皱褶处密集皮疹和出血点形成的横纹线）和腹部／手足处粟粒状汗疱疹等特征性表现。

③恢复期：一般情况好转，体温正常，皮疹按出疹顺序消退。疹退1周后开始脱皮，面部躯干糠屑样，手足可呈大片脱皮，脱皮期可达6周，无色素沉着。

（2）轻型。低热或不热，皮疹稀少色淡，常因脱皮或患肾炎才被回顾诊断。

（3）重型（中毒型）。骤起高热，全身中毒症状严重（嗜睡、谵妄、惊厥及昏迷）。皮疹常伴瘀点。咽扁桃体炎严重。可并发咽后壁脓肿和颈部蜂窝织炎、心肌炎、感染性休克、败血症和脑膜炎。病死率高，现已罕见。

（4）外科型。皮疹从伤口开始，再波及全身。伤口处有局部化脓性炎症，无咽炎及"草莓舌"。

风疹的临床表现

（1）获得性风疹。潜伏期 14 ～ 21 天，平均 18 天。典型表现如下：

①前驱期: 短暂或不显。可有低热、不适、轻微上呼吸道感染表现。软腭可见细小红疹，可融合成片。

②出疹期: 常于发热第 1 ～ 2 天开始出疹并于 1 天内出齐。出疹顺序：面部 - 颈部 - 躯干 - 四肢。呈浅红色小斑丘疹，疹退后可有细小脱屑，无色素沉着，出疹期平均 3 天（1 ～ 5 天），可伴发热和上呼吸道感染症状，随疹退消失。枕后、耳后或颈部淋巴结肿大为另一典型表现，可在皮疹出现前发生，持续 1 周或更久。部分患者可无皮疹，仅有淋巴结肿大。

（2）先天性风疹综合征。可发生胎死宫内、流产；出生时低体重、肝脾大、血小板减少性紫癜、先天性心脏病、白内障、小头畸形、骨发育不良和脑脊液异常等；或出生时正常，以后出现迟发性疾病包括听力丧失、内分泌病、白内障或青光眼和进行性全脑炎；也可为隐性感染。

幼儿急疹的临床表现

潜伏期一般为 5 ~ 15 天。

（1）发热期。常突起高热，持续 3 ~ 5 天，症状和体征（咽、扁桃体充血或颈淋巴结肿）轻微，与高热不相称。5% ~ 10% 可发生惊厥。

（2）出疹期。病程第 3 ~ 5 天体温骤退，同时或稍后出现散在玫瑰色斑疹或斑丘疹，压之褪色，很少融合，首现于躯干，迅速波及颈、面部和四肢，持续 1 ~ 2 天内很快消退，无色素沉着和脱皮。偶有并发脑炎和血小板减少性紫癜。

细菌性败血症可以出现何种皮疹

各种细菌感染人体一般先引起某一部分的炎症，如疖、痈、肺炎、脑炎等。这时往往会有少量细菌侵入血液，如果人的身体状况良好，侵入少量的细菌会被身体里产生的各种抗体、吞噬细胞和血液里的白细胞消灭。如果侵入血管的病菌很多，毒性很强，或者由于人体过劳、营养不良、严重创伤或有其他疾病等原因而抵抗力下降时，细菌会大量繁殖并随血流播散到全身，引起菌血症、败血症、脓毒血症等。这时患者表现为高热、寒战、头痛等严重中毒症状，体温常高达40℃以上。同时，细菌可侵入各个脏器引起脏器的发炎、化脓。如果播散到皮肤，可出现各种皮疹。

由于病原菌的不同，败血症的皮疹可以有以下几种。

（1）葡萄球菌败血症多数患者皮疹表现主要为荨麻疹、瘀点、猩红热样或麻疹样发疹，有痒或灼热感。亦可表现为大小不等的红斑、丘疹、水疱、结节或迁移性皮下脓肿等。

（2）链球菌败血症多为腹膜炎、中耳炎、猩红热、产褥热所致。患者多数开始为斑疹或丘疹，或猩红热样发疹，其斑疹为淡紫色，圆形或不整形，由帽针头大到银元大，甚至手掌大。丘疹多为淡红色，且常呈痤疮样。此种皮疹早期多有出血性变化，进而发展成水疱、脓疱或坏死而形成溃疡。

（3）绿脓杆菌败血症多发生于严重烧伤和免疫功能低下者，皮疹可为玫瑰色斑点、水疱大疱疹、坏疽性蜂窝组织炎、坏疽性臁疮等。

水痘脑炎对小儿智力有影响吗

　　水痘是由水痘——带状疱疹病毒引起的小儿常见急性传染病，传染性强。任何年龄都可患病，6个月至3岁发病率最高。在患病早期，唾液中的水痘病毒可通过空气中的飞沫经呼吸道传给其他人；皮肤疱疹破溃后流出液体中所含病毒可通过衣物污染传给其他人。患水痘的小儿最先表现为低热、鼻塞、流涕、咳嗽、全身不适。发病当天或第2天出现皮疹，主要分布在躯干、四肢，头面部较少。皮疹开始为红色皮疹，数小时后变为疱疹，1～3天疱疹中心干缩，并迅速结痂，皮疹分批出现。水痘合并症有肺炎、脑炎。

　　水痘脑炎大多发生在皮疹出现后1周以内，合并水痘脑炎与水痘程度轻重无关。水痘脑炎表现有头痛、呕吐、眩晕、嗜睡、昏迷、高热、抽搐，并可出现步态不稳、言语不清等。

　　大部分水痘脑炎小儿可完全恢复，病死率5%～25%，约15%可留有智力障碍、癫痫、运动障碍或行为异常等严重后遗症。

　　水痘患儿一般全身症状较轻，无须住院隔离；但其传染性强，需避免患儿接触其他小儿，隔离到水痘全部结痂。疱疹可涂用甲紫预防感染，并注意不能给水痘患儿使用激素，防止感染扩散，加重病情。当患儿出现头痛、呕吐、眩晕、嗜睡、昏迷、抽搐或步态不稳、言语不清时应尽早住院，检查脑脊液，如发现脑脊液中蛋白和细胞数增多，糖正常则可以确诊。确诊后应积极抢救，减少后遗症的发生，减轻对智力的影响。

小儿发热分为哪几期

在发热过程中，由于产热和散热这对矛盾不断发生变化，所以发热一般可分为四个阶段。

（1）前驱期。许多发热疾病可无此期症状。此期症状持续时间，根据发热疾病的具体情况而不同，主要表现：全身不适、疲倦乏力、腰背及四肢痛、头痛、食欲减退、精神不稳定、低热；有些发疹性疾病，在全身皮疹出现前，可有前驱疹，如麻疹前驱期时，口腔黏膜可出现柯氏斑。

（2）体温上升期。此期的特点是产热多而散热少，因此产热占优势，故体温升高。致热原进入机体后改变了体温调节中枢的兴奋性，使患者皮肤血管收缩，排汗减少，同时由于体内代谢增强，以及因寒冷感觉，而反射性地引起竖毛肌收缩，并使肌肉群收缩形成寒战等均可使产热增加。临床上表现为皮肤苍白、干燥、无汗、"鸡皮疙瘩"，触摸患儿皮肤有冷感；如发生寒战，预示将发生高热。幼儿在此情况下，可出现惊厥现象。在寒战期间，体温多在38℃以上，并多数在数小时内达到高热极期，如疟疾、大叶性肺炎、败血症、药物反应性发热等，以上为体温骤升者。体温渐升者，指发热初期为低热，数天内由低热逐渐上升达到高热者，称为渐升性发热。渐升者常有前驱症状，多数无寒战现象，但有时可感觉发冷，如不典型的伤寒。有的呈骤升性发热，这可能开始为低热被忽略所致。另外，波状热、肺结核等疾病的体温呈渐升性发热。

（3）高温持续期。此时体温已达高峰，本期的特点是散热过程开始增强，体温调节中枢不断加强调节作用。由于散热过程开始增强，患儿体表皮肤血管扩张，呼吸加强，开始排汗等，使体温不再继续升高。但这时由于体内仍受致热物质的不断刺激，产热并未降低，所以此期产热和散热在新的基础上重新建立相对的平衡，使体温维持在一定的高水平上。临床上表现为皮肤潮红而灼热、呼吸加快加强、出汗等，此期出现高热可持续几小时（如疟疾）或数天（如肺炎），甚至几周以上（如伤寒）。

（4）体温下降期。本期是发热的结尾。它的特点是散热过程占优势，体温恢复正常。由于机体的防御作用或采取了适当的治疗，使致热原在体内的作用逐渐消失或减弱，产热减少，同时通过体温调节中枢的调节，散热仍处于较高水平，患儿体表皮肤血管扩张，大量出汗，散热加强，体温开始下降，产热和散热终于恢复正常的相对平衡状态。体温下降的方式：一般是渐退，即在几天之内体温逐渐恢复正常（如伤寒）；也有骤退的，即体温在十几个小时或更短的时间内降到正常，甚至低于正常（如大叶性肺炎）。在体温下降时，由于大量出汗，丧失大量的体液，因此对于高热患儿在使用退热药时，必须慎重，以防造成虚脱及其他并发症。

发热可分为哪几种类型

某些发热性疾病有其特殊的热型，此热型发生在发热性疾病的极期。热型在诊断和鉴别诊断上有一定的临床意义。

（1）稽留热。稽留热体温常在39℃以上，昼夜间体温变动范围较小，一般上午体温较下午低，但24小时内变动不超过1℃，这种热型可持续数天或数周，退热可渐退或骤退。临床常见于大叶性肺炎、肠伤寒、斑疹伤寒、恙虫病等急性发热病的极期。

（2）弛张热。弛张热体温高低不等，昼夜之间体温波动范围较大，发热时体温可在39℃以上，24小时内体温差达1.5℃～2.0℃或更多，但最低温度仍在正常体温以上。临床常见于败血症、严重肺结核、脓毒血症、肝脓肿、支气管肺炎、亚急性细菌性心内膜炎、风湿热、肠伤寒、恶性组织细胞病等。

（3）间歇热。间歇热体温可突然高达39℃以上，先有恶寒或寒战，经几个小时后体温恢复正常，大汗淋漓，以后间歇数小时或1～2日体温又突然升高，反复发作，如此高热与无热交替出现，称为间歇热。临床常见于疟疾，如间日疟或三日疟、化脓性局灶性感染、肾盂肾炎等。

（4）消耗热。消耗热体温波动范围比弛张热更为显著，24小时内体温差在3℃～5℃。临床常见于败血症、重症活动性肺结核病等。

（5）回归热（再发热）。回归热是指体温突然升高可达39℃以上，持续数日后降至正常，经过若干时间又重新发热，持续数日以后，又下降至正常，即高热期与无热期各持续若干天，周期性互相交替出现，也称再发热。临床常见于鼠咬热，或在某些发热性疾病的基础上又合并其他发热性疾病。

（6）波状热。体温在数天内逐渐上升至高峰，然后又逐渐下降至微热或常温，不久再发，体温曲线呈波浪式起伏，称为波状热。临床常见于布氏杆菌病、恶性淋巴瘤、胸膜炎、周期热等。

（7）颠倒热。早晨或上午体温较高，下午或傍晚较低，与一般的发热规律（早晨或上午体温较低，而下午或傍晚较高）相反，称为颠倒热。临床上常见于持久性败血症、绿脓杆菌性肺炎，偶可见于肺结核患者。颠倒热也有的白天不热，夜间高热者，如丝虫病。

（8）双峰热。高热体温曲线在24小时内有两次小波动，形成双峰，称为双峰热。临床常见于黑热病、恶性疟疾、大肠杆菌败血症、绿脓杆菌败血症等。

（9）双相热。即第一次热程持续数天，然后经一至数天的解热期，又突然发生第二次热程，持续数天后完全解热，称为双相热。临床常见于某些病毒性感染，如脊髓灰质炎、淋巴细胞性脉胳丛脑膜炎、登革热、麻疹、天花、病毒性肝炎等。

（10）不规则热。发热无一定的规律，持续时间也不一定，称为不规则热。临床常见于流感、支气管肺炎、渗出性胸膜炎、亚急性细菌性心内膜炎、风湿热、恶性疟疾、肺结核；也可在疾病过程中有2种或2种以上的发热疾病合并存在时，如大叶性肺炎引起脓胸及败血症等并发症时，热型可由稽留热变为弛张热。另外，发热患者使用某些药物，如解热止痛药、肾上腺皮质激素类药物引起退热，可使原来的热型变为不规则热型。

发热性疾病可引起很多症状，发热仅是发热性疾病过程中机体的反应之一。发热的高低和长短以及体温的形式，取决于机体的反应性和治疗（抗菌药物、解热药物、肾上腺皮质激素类药物等）的影响，因此未经治疗的典型病例，才可能有典型的热型。

感染性发热主要见于哪些疾病

感染性发热是临床上引起发热最常见的原因。病原体侵入人体产生病变后，一般均可引起发热。临床上主要见于以下感染性疾病。

（1）细菌性感染。化脓性扁桃体炎、中耳炎、淋巴结炎、鼻窦炎、支气管炎、支气管肺炎、大叶性肺炎、流行性脑脊髓膜炎、各种化脓性脑膜炎、细菌性痢疾、伤寒、猩红热、百日咳、各种结核病、痈疖、脓肿、胆囊炎、肾盂肾炎、蜂窝组织炎、丹毒、布氏杆菌病、破伤风等。

（2）病毒性感染。流行性腮腺炎、风疹、麻疹、水痘、流行性感冒、呼吸道病毒感染、病毒性肝炎、脊髓灰质炎、其他肠道病毒感染、流行性乙型脑炎、传染性单核细胞增多症、流行性出血热等。

（3）原虫病。支原体肺炎、疟疾、阿米巴痢疾、阿米巴肝脓肿、黑热病等。

（4）螺旋体感染。如钩端螺旋体病、回归热等。

（5）蠕虫病。如急性血吸虫病、丝虫病、华支睾吸虫病、蠕虫蚴移行症等。

（6）立克次体病。如斑疹伤寒、恙虫病、Q 热病等。

🩺 小儿风疹一定会发热吗

风疹多见于年幼的小儿，传染性很强，在幼儿园或小学校往往可成批患病。风疹由风疹病毒引起，经呼吸道传染，临床以低热、皮疹及颈部淋巴结肿大为特征。

风疹的前驱期很短，多数患儿症状较轻，多表现为低热或中度发热，可伴有咽痛、咳嗽、流涕等上呼吸道感染症状。在出疹期患儿可仍有发热，一般在出疹后2～3天体温可下降至正常。如果体温持久不退或退而又升，应考虑是否出现并发症，或考虑继发感染。

风疹的发热等全身症状一般轻微，高热者很少见，体温正常者也较多。多数患儿表现为低热或中度发热，发热持续时间也比较短。因此，风疹的并发症也很少，预后良好。

因为小儿风疹的发热较轻，所以一般不需要特殊处理，嘱其多饮水，或用中药双花、板蓝根、大青叶、芦根、薄荷、野菊花等煎水频服，清热解毒效果亦较好。

🩺 幼儿急疹的发热有何特点

幼儿急疹是婴幼儿时期一种常见的病毒性出疹性疾病，主要见于 2 岁以内婴幼儿,尤其以 1 周岁以内婴儿患病多。

本病的临床特点是以突然高热起病,体温在数小时内可上升到 40℃或更高,持续高热 3 ~ 4 天后体温骤然下降,在体温下降的同时或稍后皮肤迅速出现淡红色斑丘疹,皮疹大多为分散性,全身各处均可见到,但面部及四肢远端皮疹较少。皮疹发出后 1 ~ 2 天便迅速消退,不留色素沉着,亦不脱屑。

幼儿急疹时发热虽然较高,但患儿精神状态好,全身症状轻,仅有轻度咽红,有时伴轻微咳嗽,无其它明显体征。但在突然高热时可能会发生惊厥,应该予以注意。在高热时可适当应用退热剂,并且要多饮水。一般不需要特殊治疗,无并发症者不必用抗生素。

小儿猩红热的发热特点

猩红热是由溶血性链球菌所致的急性呼吸道传染病。典型的猩红热一般起病很急,临床以发热、咽峡炎、病后 24 小时内出现弥漫性充血性皮疹为三大特征性表现。

猩红热发热的特点多为持续性高热,体温往往达 39 ~ 40℃之间。在发热的同时伴有全身不适、头痛、食欲缺乏等症状。猩红热发热的原因是由于病原菌所产生的红疹毒素及其他产物经咽部丰富的血管侵入血流，从而引起了全身中毒症状。红疹毒素在引起高热等全身中毒症状的同时，又可引起皮肤血管充血并发疹。因此，猩红热病程中发热的高低和发热的持续时间，与猩红热皮疹的多寡及其消长情况是相一致的。也就是说，体温越高，发热时间越长，皮疹出现的越多。

对猩红热发热症状较重的患儿，可给予小剂量对乙酰氨基酚或阿司匹林降温，并注意补充液体。一般不采用乙醇擦浴等物理方法降温，以免损伤皮肤。

小儿患水痘时发热怎么办

水痘是一种传染性很强的出疹性传染病，多发生于婴幼儿和儿童。水痘的临床特点是皮肤和黏膜相继出现斑丘疹、水疱疹和结痂。

水痘在出疹前一般先有一些前驱期表现，常见的症状是发热，体温多为低热或中度发热，重症可见高热。发热 1 ~ 2 天皮肤成批出现斑丘疹，以后变成表浅的水疱疹。在出疹期，患儿可仍有发热，也有的患儿无发热表现。

小儿出水痘时发热怎么处理呢？首先要让孩子多饮水，这样既有利于毒素排泄，又有助于降温。如果体温在 38℃以下，不必用退热剂。如果患儿持续高热，可给予小剂量退热剂，最好应用对乙酰氨基酚。近年有报道，水痘患儿应用阿司匹林，有增加瑞氏综合征的发病趋势，所以应该慎重使用。另外，对水痘患儿不宜采用乙醇擦浴、冰袋冷敷等物理方法降温，以免造成皮肤损伤，引起皮肤感染。可以给患儿煎服中药，选用公英、连翘、大青叶、板蓝根、紫草、野菊花等清热解毒之品。

猩红热的耳鼻咽喉并发症的症状和体征

猩红热为急性传染病之一，其引起耳鼻咽喉疾病的并发症较多。一般在 1 周内多并发急性中耳炎，先耳痛、高热、耳中胀满，继而溢出脓性分泌物，有时在发病 4 周后患耳可无特殊表现而出现流脓。败血症型猩红热并发的中耳炎，发展甚速，在极短时间内，即可有中耳及乳突的坏死，甚至出现颅内并发症。

猩红热也可以并发急性鼻窦炎，出现剧烈头痛，流大量脓涕，鼻塞，嗅觉减退；还可出现严重的上颌骨骨髓炎，可导致颌骨坏死，面部畸形。故应早期应用广谱抗生素，如青霉素 800 万 U，静脉滴注，每日 1 次；或用四环素 50mg/kg，每日分 4 次口服。

猩红热患者本身多有咽部炎症，扁桃体红肿，并有时有假膜形成，一般呈黄白色点状，且易擦掉，以此与白喉鉴别。猩红热也可并发喉炎，喉水肿，甚至引起喉梗阻，出现严重的吸气性呼吸困难、吸气性喉鸣及吸气性"三凹征"，个别患儿可因此窒息而死亡。此外，有发生咽后壁脓肿者，在初起时症状多不明显，当出现呼吸困难时才找耳鼻咽喉科医师会诊。故应仔细检查，以免漏诊。对咽喉部所出现的并发症，除应及时予以大量的抗生素外，应及早切开引流或手术切除。

麻疹对耳鼻咽喉器官的功能有何影响

麻疹属小儿急性传染病之一。其在发病过程中最多侵犯的是喉部黏膜，从而并发急性喉炎或气管支气管炎。多在皮疹消退后，喉部受细菌的侵犯而继发感染，出现咳嗽、嘶哑、哮鸣，甚至发生喉梗阻，应密切注意、及早治疗。在麻疹的任何时期，细菌都可经咽鼓管进入中耳发生中耳炎，虽不及猩红热并发的严重，但若侵入内耳，可致永久性耳聋，小儿由此成为聋哑。此外，麻疹还可并发鼻窦炎，故如持续流脓涕应及早治疗。

第 3 章

诊断须知

确诊病症下对药，必要检查不可少

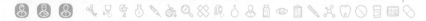

麻疹的实验室检查

（1）一般检查。血白细胞总数减少，淋巴细胞相对增多。淋巴细胞严重减少提示预后不好。若白细胞数增加，尤其是中性粒细胞增加，提示继发细菌感染。

（2）血清学检查

①抗体检测：ELISA 测定血清特异性 IgM 和 IgG 抗体，敏感性和特异性均好。但 IgM 的阳性率与取血时间有关。有研究认为，在患者出皮疹后 3 天至 4 周内取血，麻疹病毒特异性 IgM 抗体的阳性率达 97%，而在出皮疹后 3 天内取血其阳性率只有 77% 或更低。

②抗原检测：用免疫荧光方法检测鼻咽部脱落细胞内的麻疹病毒抗原是一种早期快速的诊断方法。有人用逆转录聚合酶链反应方法从患者血和鼻咽分泌物标本及外周血单核细胞扩增麻疹病毒的 N、H 基因来检测麻疹病毒。

（3）病毒分离。皮疹出现后 32 小时就很难从血液及鼻咽洗液中分离到病毒。

如何诊断麻疹

根据麻疹接触史、前驱期出现 koplik 斑、皮疹形态和出现顺序、出疹与发热关系、退疹后皮肤脱屑及色素沉着等特点，诊断较容易。前驱期鼻咽分泌物找到多核巨细胞及尿中检测包涵体细胞有助于早期诊断。在出疹 1 ~ 2 天时用 ELISA 法测出麻疹抗体可确诊。

水痘的实验室检查

（1）外周血白细胞计数。白细胞总数正常或稍低。

（2）疱疹。刮片刮取新鲜疱疹基底组织涂片，用瑞特或吉姆萨染色可发现多核巨细胞，用苏木素－伊红染色法查见核内包涵体，可供快速诊断。或取疱疹基部刮片或疱疹液，直接荧光抗体染色查病毒抗原简捷有效。

（3）病毒分离。将疱疹液直接接种于人胚纤维母细胞，分离出病毒再作鉴定，仅用于非典型病例。

（4）血清学检查。补体结合抗体高滴度或双份血清抗体滴度 4 倍以上升高可明确病原。

（5）PCR 检测。患者呼吸道上皮细胞和外周血白细胞中的特异性病毒 DNA，是敏感快捷的早期诊断方法。

水痘的诊断

出现典型的水痘疹患者，诊断不难。必要时从水痘疱疹液、咽部分泌物及血液作病毒分离，但阳性率不高。目前临床广泛应用外周血检查抗原、抗体，方法敏感、可靠。水痘的鉴别诊断包括丘疹性荨麻疹以及能引起疱疹性皮肤损害的疾病，如肠道病毒和金黄色葡萄球菌感染、虫咬性皮疹、药物和接触性皮炎。

猩红热的诊断和鉴别诊断

（1）根据发热、咽炎、"草莓舌"和皮疹特征，外周血白细胞总数和中性粒细胞增高，可做出临床诊断。

（2）咽拭子培养 A 组 β 溶血链球菌和感染后 1～3 周检测抗链球菌溶血素 "O" 有助于病原诊断。

风疹的诊断

（1）病毒分离。取疹前5天至疹后6天鼻咽分泌物分离病毒。先天性风疹出生前取羊水或胎盘绒毛，出生后取鼻咽分泌物、尿、脑脊液、骨髓等分离病毒。

（2）特异性抗体检测。特异性IgM是近期感染指标。双份血清（间隔1～2周采血）特异性IgG≥4倍升高有诊断意义。先天风疹患儿特异性IgM在生后6个月内持续升高；胎血（孕20周后）中检出特异性IgM可证实胎儿感染。

（3）病毒抗原和基因检测。采用免疫印迹法或核酸杂交技术/PCR法检测胎盘绒毛、羊水或胎儿活检标本中风疹病毒抗原或基因。

幼儿急疹的诊断

本病在发热期诊断比较困难，一旦高热骤退同时出现皮疹，就很容易建立诊断。非典型病例可借助病原学诊断：在发病3天内取外周血淋巴细胞或唾液分离HHV-6或检测病毒抗原与基因以及血清HHV—6特异性IgM。

怎样鉴别风疹、麻疹和猩红热

这三种病都是全身性发疹性疾病，而且都具有传染性。麻疹和猩红热都好发于儿童。风疹和麻疹是由病毒引起的，猩红热是由细菌引起的。此三种病的临床表现各有特点，可从以下几方面进行鉴别。

（1）潜伏期。风疹为 14 ~ 21 天；麻疹为 9 ~ 11 天；猩红热为 2 ~ 5 天。

（2）前驱期。风疹为 1 ~ 2 天，可有轻微的发热、头痛、咽痛、倦怠等；麻疹为 4 天，高热、畏光、中度到重度的呼吸道症状，可见到科氏斑；猩红热约 1 天，表现为突然高热及咽痛。

（3）发疹日期。风疹平均 1 ~ 2 天；麻疹 3 ~ 5 天；猩红热持续 2 ~ 4 天。

（4）皮疹分布。均为全身性，仅风疹较稀疏。而且三病的出疹顺序也相似，均为面部、躯干、四肢依次出疹。

（5）皮疹形态。风疹为淡红色斑疹及斑丘疹，稀疏分散，胸部可少许融合，麻疹为紫红色到棕红色的斑疹和斑丘疹，胸部为散在，面部则明显融合；猩红热为弥漫性细小密集的猩红色斑点，压之褪色，皮肤皱折处，如肘弯、腋窝、腹股沟等处皮疹密集，形成深红色线条（帕氏线），此外还可见到面部环口苍白区及杨梅样舌。

（6）发疹后脱屑。风疹可有轻度脱屑，偶呈糠状；麻疹常见呈糠状；猩红热脱屑较严重，手掌、足跖大片脱皮，有时像手套、袜套样，重者可有脱发。

（7）实验室检查。猩红热早期血常规白细胞总数与中性白细胞增加，病程第2、第3日起常有轻度嗜酸性粒细胞增加；而风疹或麻疹则无此种血常规变化。猩红热患者经咽拭子或其他分泌物培养，可分离出A族乙型溶血性链球菌，风疹或麻疹患者经组织培养亦可分离出相应的病原体，但一般无须做此检查。

如何给孩子测体温

在测体温前，首先要看一看体温计的水银柱是否在35℃以下，如果超过这个刻度，就应轻轻甩几下，使水银柱降至35℃以下。使用腋下表时，要先将腋窝皮肤的汗擦干，然后将体温计水银头部放置于腋窝中间，使上臂紧贴于胸壁，夹紧体温计，测试时间不能少于5分钟。看体温表数字时，要横持体温表缓缓转动，取与眼等高的水平线位置看水银柱所至的温度刻度。

使用口表测温时，口表应在舌下留置3分钟。婴幼儿不宜使用口表，以免因哭闹咬破口表而发生意外。使用肛表时，先将体温计的水银头端涂一点甘油或其他油类，使之润滑，然后慢慢插入肛门4~5cm，留置3分钟后取出。测时要用手扶住体温表，防止破碎而刺伤小儿肛门。

体温表用后要用乙醇消毒，以备下次使用。

测体温时要注意什么

测量体温的方法不同，反映体温的数值亦有差异。一般体温计安放的部位有三处。通常所谓体温是指口腔内舌下所测的温度（称为口温），测量方法较简单，但对有口腔炎症性病变、张口呼吸、烦躁不合作、体弱衰竭或于测温前吃过热食、喝过热饮料的患者，则测量口温就不妥或不够准确。对于昏迷、抽搐的患者更有被咬断体温计的危险。此外口温还受外界环境温度的影响，如刚从寒冷的环境中进入而立即测口温，则所测之数值可偏低。若将体温计置于腋窝测量体温（称为腋温），方法简便，不受饮水、进食、张口呼吸、不合作等影响，但是可受到出汗及环境温度等因素的影响，而使所测之体温不准确，如在寒冷环境中腋温可偏低，所以必要时应由肛门测量体温（称为肛温），则比较准确可靠。一般肛门温度较口腔温度稍高，而腋下温度则较口腔温度稍低（相差约0.3~0.5℃）。

72

测量体温时体温计放置的时间长短也有一定的关系，时间太短，所测得的体温值可偏低，一般须测 5 分钟以上。

体温测量不准确的原因

（1）在腋窝部测量体温时未能夹紧体温计，或测量的时间短，因此所测结果低于患儿的实际温度。

（2）在测量体温之前，没有把体温计水银柱甩到 35℃以下，或体温计上的温度仍为上次测量的温度，因此所测结果常高于患儿的实际温度。

（3）测量体温时，体温计附近有热源，如放置热水袋等，因此所测结果高于患儿的实际温度。

这三点是测量体温不准确的主要原因。孩子的爸爸妈妈，如果你们给自己的宝宝测量体温，对所测结果有怀疑时，不妨检查一下是否犯了以上错误。

正确使用腋下表测量体温的方法是，先将体温计水银柱甩到 35℃以下，然后把水银头部放置于腋窝当中，使其夹紧。如果腋下有汗，应先将汗擦干。腋下表测试时间为 5 分钟。测后看水银柱所至的刻度，即为腋下表所测得的实际温度。

如何使用半导体体温计

半导体体温计是应用热敏电阻作感温元件测量体温变化的。半导体体温计与玻璃体温计相比，具有较高的敏感度。

使用半导体体温计时，应该注意正确的使用方法，尤其需要注意以下几点。

（1）使用时体温计一定要平放。使用前开关应该在"关"的位置，调整电表面盖上的调整器，使起刻线与指针重合。

（2）调整满刻度，将右面开关转到"满"处，用"细调"电位器调整电压，使指针与满刻度线重合。

（3）将感温元件良好地接触被测部位，然后将右面开关由"满"转向"测"，电表指针迅速移动，待稳定后即是被测部位的温度指示值。

（4）测温结束后，将右面开关由"测"转到"关"，切断电源，避免由于温度低于最低刻度而引起电表过载，影响精度，同时还能延长电池的使用期限。

小儿短期高热应做哪些化验检查

短期高热一般是指发热数天，体温在 2 周以内降至正常者。小儿短期高热大部分是由于感染因素所致，其中尤以病毒感染最多见。在小儿短期高热中，最常见的是呼吸道感染，其次为消化道感染和泌尿道的感染。

小儿在高热初期，由于热型不典型，加之抗生素的大量应用，使热型往往被打乱，这样就很难根据热型来判断发热的原因。同时在开始发热时，有些疾病的特有症状和体征尚未表现出来，使医生很难找出诊断的依据。而且小儿发热涉及到的疾病较多，单纯根据一个发热症状很难判断究竟是哪一种疾病。因此，对高热的患儿有必要做一些化验检查。

白细胞计数与分类是小儿发热时最基本的一项检查。因为白细胞是人体的重要防御系统，不同的病原微生物侵入人体后，血中相应的白细胞数量就会发生变化。如白细胞总数增高，中性粒细胞增多，常提示有细菌感染的可能性。如白细胞总数不增高，淋巴细胞相对增多，常提示有病毒感染的可能性。

血沉和C-反应蛋白检查对发热性疾病的诊断很有参考价值。血沉增快，C-反应蛋白阳性，多见于细菌性感染、病毒性感染、结缔组织病及恶性肿瘤等。

对小儿高热伴有腹痛、腹泻、恶心、呕吐等消化道症状时，要检查大便常规，必要时要做便培养，同时还要进行肝功能检查。对小儿发热伴有尿频、尿急、排尿痛、血尿等泌尿系统症状时，要检查尿常规，如尿中有较多白细胞可能为泌尿系感染。对小儿高热伴有头痛、呕吐、抽搐、意识障碍等中枢神经系统症状时，要进行脑脊液检查。对小儿高热伴有贫血、肝脾和淋巴结肿大等症状时，要进行骨髓穿刺检查。

此外，如果怀疑是肠伤寒，应该检查肥达反应。如果怀疑支原体肺炎，应检查血清冷凝集反应。如果怀疑传染性单核细胞增多症，应该做血清嗜异性凝集试验。这些检查对疾病的诊断有重要的临床意义。

小儿长期发热应做哪些化验检查

小儿发热持续 2 周以上称为长期发热。小儿长期发热的原因比较复杂，概括起来主要有三方面原因：即感染、结缔组织病和肿瘤。对长期发热的患儿怎样判断发热原因，怎样才能明确诊断呢？在临床上，除了根据病史、症状和体征来分析判断外，有关的化验检查亦是必不可少的重要诊断依据。

感染是小儿长期发热最常见的原因。对疑似感染的发热，一定要注意寻找病原体。血培养是小儿长期高热的一项基本检查，对小儿感染性发热的诊断、致病菌的判定有重要的临床意义。血培养最好在患儿恶寒、高热时采血，这样可以提高血培养的阳性率。如果一次血培养阴性，不能否认败血症或菌血症的可能性。对呼吸道感染要做咽分泌物培养和痰培养。对怀疑泌尿系感染要做中段尿培养。对这些细菌培养都应该反复多次进行，这样才能准确地反映感染情况。

结缔组织病的临床特点是器官受累广泛，临床症状多样，在发病初期一般都有发热，而其他典型的症状出现较晚，化验检查一般应先查简单项目，如血常规、尿常规、血沉、C-反应蛋白、抗链球菌溶血素"O"等。待其他临床特征出现后，再有针对性地进行检查。

小儿肿瘤是否发热取决于肿瘤的性质、部位、范围和浸润情况。对怀疑肿瘤所致的发热，应该先检查血常规，一般恶性肿瘤常见贫血，白血病时末稍血中可发现幼稚细胞。肿瘤患者血沉常增快，清蛋白多减少。对怀疑白血病、霍奇金病、淋巴肉瘤的患儿，要及时做骨髓穿刺检查。此外，不同种类的X线检查、超声检查等对诊断均有助益。

🧑‍⚕️ 小儿发热为何要观察有无皮疹

小儿在发热过程中，时常会出现皮疹。根据皮疹出现的时间、出疹顺序、皮疹的形态、皮疹出现的部位以及疹后脱屑等特点，可以对疾病的诊断提供依据。

在小儿发热出疹的疾病中，以传染病最为多见。麻疹是小儿时期较常见的一种出疹性传染病，多见于 1～5 岁小儿，一般在发热 3 天后出疹，皮疹先见于耳后及发际处，然后遍及躯干、四肢。在出疹时体温会更高，直到皮疹消退时体温才开始下降。幼儿急疹的特点是突然高热，持续 3～4 天后体温骤然下降，在体温下降的同时或稍后，迅速出现全身性皮疹。水痘初起也多有发热，然后皮肤出现斑丘疹及疱疹。猩红热多表现为持续性高热，在高热等全身中毒症状的同时，可见全身皮肤弥漫性充血性皮疹。小儿伤寒在发热 7～10 日，有的患儿会出现玫瑰疹。流行性脑脊髓膜炎在高热的同时，会出现许多出血性皮疹，有些小出血点会融合成片，形成大片瘀斑。

在小儿发热过程中，常常要服用一些药物或注射某种药物，应用药物也时常会出现药物性皮疹。药物疹的形状多种多样，但一般以红色、细小的粟粒状皮疹为多见。如小儿常用的退热药物，阿司匹林、对乙酰氨基酚等，对一些过敏体质的患儿常常会发生皮疹。还有一些抗生素和磺胺类药物，在应用过程中也有时会出现药物疹。

总之，在小儿发热过程中，无论是医务人员还是孩子的家长，都要注意观察患儿有无皮疹出现。如发现皮疹，家长要及时把孩子带到医院，请医生协助诊治，不可自作主张，盲目用药。如确认为药物疹，要及时停用引起皮疹的药物，并遵医嘱应用脱敏药治疗。

另外需要提醒家长，对出现皮疹的孩子，在高热时不要应用乙醇擦浴、温水浴等方法进行物理降温。

对婴幼儿发热如何进行鉴别诊断

（1）分析病史。根据患儿的年龄、发病季节、有无传染病接触史等情况进行分析。如6个月以内的小儿发热，一般多考虑呼吸系统感染。对6个月以上的小儿发热，除考虑呼吸系统感染性疾病外，消化系统感染也很多，尤其还要注意是否患某种传染性疾病。在冬春季节，应注意呼吸系统疾病和呼吸道传染病，在夏秋季节则应多考虑肠道疾病。对集体生活的儿童，一定要了解所在集体中类似疾病的发生情况。

（2）进行细致的体格检查。要检查患儿皮肤有没有出疹、有没有瘀斑，浅表淋巴结是否肿大，咽部是否充血，扁桃体是否肿大，口腔黏膜有没有斑点和溃疡，心肺听诊有无异常，腹部有无压痛，肝脾是否大。如发现皮疹，应考虑常见的出疹性传染病，例如幼儿急疹、麻疹、风疹等；如发现疱疹应考虑水痘；如发现皮肤瘀斑，应考虑流行性脑脊髓膜炎，亦应考虑血液系统疾病；如发现浅表淋巴结肿大，应考虑传染性单核细胞增多症、皮肤黏膜淋巴结综合征，亦应该注意白血病和恶性淋巴瘤；如发现咽部充血、扁桃体肿大，应考虑上呼吸道感染、急性扁桃腺炎；如口腔黏膜有斑点，应注意麻疹；如肺部听诊闻及痰鸣音或水泡音，是急性支气管炎或支气管肺炎的体征，肺部听诊有哮鸣音，应考虑喘息性支气管炎或支气管哮喘；腹部有明显的压痛或其他体征，应注意急腹症，如急性阑尾炎、肠梗阻等。

（3）实验室检查。实验室检查对发热患儿也是必不可少的。一般来说，外周血中白细胞降低，多应考虑是病毒感染。白细胞增高，多应考虑为细菌感染。对发热患儿还应注意检查外周血中有无异常淋巴细胞或幼稚细胞，异常淋巴细胞提示病毒感染，幼稚细胞则提示白血病。对长期发热的患儿要做血培养，检查血沉、抗链球菌溶血素"O"、肝肾功能等，还应做结核菌素试验。对临床考虑为消化系统感染者一定要进行粪便常规检查。

总之，对婴幼儿发热，尤其是长期发热的患儿，一定要详细了解并分析病史，注意在发热的同时所伴随的其他症状，认真进行体检。除常规的实验室检查项目以外，还要根据临床具体情况，有针对性地进行有关辅助检查，如X线检查、B型超声检查、心电图检查等。

对怀疑脑炎、脑膜炎的患儿要进行腰椎穿刺，做脑脊液检查。对怀疑血液病的患儿要进行骨髓穿刺检查。只有通过全面的病史分析和全面的检查，才能对发热的原因做出准确判断，得出正确的诊断结论。

发热性疾病漏诊、误诊的原因

不明原因的发热有时诊断有一定的困难，可见于一些少见疑难病。但是对于较常见的发热疾患有时也会漏诊、误诊，其原因主要有以下几点。

（1）未掌握小儿、特别是婴幼儿临床特点。

（2）临床表现不典型。

（3）不了解或不熟悉该疾患可以有多种临床类型或以某系统征象为主要表现。

（4）病史、体检不详细，动态随访不够。

（5）对流行病方面资料（如接触史、流行情况及其近年的改变等）重视、调查不够。

（6）对较常见病考虑不够。

（7）未能结合具体病例的各种情况作具体分析。

（8）盲目用药，造成混乱，如在取各种标本及血培养前用抗生素、大量应用激素造成体温下降的假象。

（9）未能正确掌握治疗性诊断措施。

（10）未及时考虑组织活检或其他必要检查。

（11）未能正确解释化验结果。

（12）化验随访不足，尤其是"三大常规"。

（13）标本采集不合要求、污染或"张冠李戴"。

（14）未能正确理解某一化验的正常值、可能的操作误差范围、有意义的阳性标准、阳性率、假阳性等。

（15）未能正确观察解释和及时随访。

（16）并存其他疾病。

（17）本病已产生并发症而未及时发现等。

如何鉴别感冒与麻疹

麻疹是由麻疹病毒引起的急性传染病，多发生于儿童。麻疹早期，有明显的上呼吸道及眼结膜卡他症状，发病即可见发热、畏光、流泪、流涕、咳嗽等症状，容易与流行性感冒相混淆。但是，在麻疹发病第 2 ~ 3 天可在患者颊黏膜及唇内侧，出现直径 0.5 ~ 1mm 的小白点，周围环绕红晕，用压舌板刮不掉，由少逐渐增多，可能相互融合，称口腔麻疹斑，此斑一旦出现，即可确诊。感冒无此斑出现。

如何鉴别感冒与猩红热

猩红热是由乙型溶血性链球菌所致的急性传染病。临床特征为发热、咽峡炎、全身有弥漫性鲜红色皮疹和疹退后明显的皮肤脱屑。因为猩红热与感冒都是冬春季常见病，早期症状又很相似，所以容易混淆。但猩红热发病后，咽部明显红肿疼痛，一昼夜内出现典型皮疹，舌鲜红无苔如杨梅，均与感冒有明显不同，可资鉴别。

小儿感冒能引起麻疹吗

小儿感冒多由病毒引起，常见的有鼻病毒、腺病毒、流感病毒、副流感病毒、呼吸道合胞病毒、埃可病毒、柯萨奇病毒等。麻疹是由麻疹病毒引起的，有接触史，上呼吸道炎症症状要比感冒重，在口颊黏膜上有柯氏斑。由于两者的病原体不同，所以感冒不能引起麻疹。但是，对感冒患儿，应严密观察，防止将麻疹误诊为感冒。

如何鉴别小儿感冒与常见传染病

普通感冒与传染病在本质上是两种不同的疾病，是由不同的病毒感染所引起的。临床的常见的呼吸道传染病，如麻疹、幼儿急疹、流行性腮腺炎、猩红热等，在发病早期均可出现发热、流涕、流泪等感冒症状，与普通感冒很难鉴别。但经过一定的时间后，这些传染病就会出现一些特异的表现。可通过以下几方面进行鉴别。

（1）详察病史。注意询问小儿是否有传染病接触史、预防接种情况及当地的传染病流行情况等。

（2）特异性皮疹。大部分传染病都有特异性皮疹，如麻疹在发病早期口腔黏膜可出现柯氏斑，水痘全身出现小疱疹等。临床上常根据皮疹出现的部位、时间、形态以及出皮疹的顺序来区别不同的传染病。

（3）呼吸系统以外的其他系统损害。感冒一般只累及呼吸系统。传染病除侵犯呼吸系统外，还可侵犯其他系统，出现一些特异性表现，如流行性腮腺炎出现腮腺肿大，脊髓灰质炎出现瘫痪，流行性脑脊髓膜炎可出现恶心、喷射性呕吐等。

第 4 章

治疗疾病

合理用药很重要，综合治疗效果好

麻疹的治疗

前驱期、出疹期体温不超过40℃者一般不退热。若体温超过40℃伴有惊厥或过去有热惊史者可适当降温，烦躁可适当给予镇静剂。频繁剧咳可用非麻醉镇咳剂或超声雾化吸入。继发细菌感染可给抗生素。补充维生素A治疗小儿麻疹，有利于疾病的恢复，可减少并发症的发生。有并发症者给予相应治疗。

水痘的治疗

加强护理，供给足够水分和易消化的饮食。剪短患儿指甲、戴连指手套以防抓伤。勤换内衣，消毒水洗涤，减少继发感染。

局部或全身使用止痒、镇静剂。无环鸟苷是首选的抗水痘病毒药物，治疗越早越好，一般应在皮疹出现后48小时以内开始。口服阿昔洛韦对免疫健全的儿童水痘病例有一定的益处而且无毒性，但只有在水痘发病后24小时内开始治疗才有效。早期使用α-干扰素能较快抑制皮疹发展，加速病情恢复。继发细菌感染时给抗生素治疗。因脑炎出现脑水肿颅内高压者应脱水治疗。皮质激素对水痘病程有不利影响，可导致病毒播散，一般不宜用。水痘免疫球蛋白对已经发病的患儿无价值。

猩红热的治疗

首选青霉素抗菌治疗，疗程 7 ~ 10 天。青霉素过敏或耐药者可选用红霉素或头孢菌素类治疗。

风疹的治疗

主要为对症治疗，宜卧床休息，给予富营养又易消化的食物。可给清热解毒类中药。对先天性风疹综合征患儿的各种缺陷，应做相应处理。

幼儿急疹的治疗

一般不需特殊治疗，主要是对症处理，尤其对高热患儿应予以退热镇静剂；加强水分和营养供给。

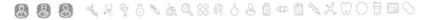

🧑‍⚕️ 哪些中药有很好的抗病毒作用

病毒是一种形小体微、结构简单、寄生在细胞内以复制方式增殖的微生物，能通过细菌所不能通过的滤器。由于病毒没有细胞器，本身不能进行新陈代谢，只能在活细胞中寄生和繁殖，因而使宿主细胞的新陈代谢发生不可逆的障碍，从而起到病原体的作用。病毒性皮肤病占皮肤病相当大的一部分，如单纯疱疹、水痘、带状疱疹、传染性软疣、麻疹、风疹等都是临床常见多发的皮肤病。目前临床上尚无特效的抗病毒西药。近年来通过研究，发现中药中有许多药物有很好的抗病毒作用，其中以清热解毒药物居多，常见的有：

大青叶、板蓝根、金银花、连翘、鱼腥草、野菊花、贯众、黄芩、黄连、地骨皮、蒲公英、射干、紫草、穿心莲、草河车、白花蛇舌草、北豆根、大黄、黄柏、首乌、马齿苋、虎杖、石榴皮、苦参、五味子、毛冬青、丹皮、知母、栀子、牛蒡子、茵陈、败酱草、胆草、地丁、车前草、吴茱萸、柴胡、木防己等。

🧑‍⚕️ 中医怎样治疗水痘

现代医学对病毒性疾病没有特效药，故水痘的治疗主要是预防继发感染和加强护理。发热期应卧床休息，食易消化食物，保证营养和水分的供给；体温较高者可予退热剂，皮肤瘙痒甚者可口服抗组胺药，亦可外用炉甘石洗剂止痒，水疱破溃后涂2%甲紫等等，均为对症治疗。

中医学认为本病为外感湿邪，伤及肺脾，生湿化热，发于肌肤所致。治疗以疏风清热、解毒祛湿为主，根据病情的轻重可分以下两种类型：

（1）风热夹湿证属轻型。症见发热，咳嗽，流涕，水痘红润，分布稀疏，内含水液清澈明亮，伴有瘙痒，纳差，二便调和，舌苔薄白，脉浮数。治宜用疏风解表，清热祛湿法。方选银翘散加减。

（2）湿热炽盛证。属重症，多见于体质虚弱的患儿。发热重，表现为壮热烦渴，唇红面赤，精神萎靡，痘疹稠密色紫暗，痘浆混浊不透亮，甚至口腔亦见疱疹，伴有口干欲饮，大便干结，小便短赤，舌苔黄厚而干，脉洪数或滑数。此乃邪盛正笃，湿热毒邪内犯。治疗当加大清热凉血解毒之力。方选加味消毒饮加减。

根据患者的具体情况，可适当选择西药对症治疗，如退热、止痒等。其余在护理、饮食、消毒、隔离等方面中西医的要求都是一致的。

小儿发热的处理原则

发热是疾病的一种表现，是一个症状，而不是一种独立的疾病。因此，对小儿发热不能单纯地着眼于退热，而应该积极查找发热的原因，治疗原发病。

概括地讲，小儿发热的原因可以分为感染性因素和非感染性因素。无论哪种因素导致的发热，原则上都不需要首先给予降温处理。因为体温的升高是人体的自然防御反应，可以使抗体合成增加，吞噬细胞活性增强，有时还有助于诊断和预后的判断。如果退热处理不当，可能会挫伤机体的自然防御能力，还有可能会掩盖症状，延误诊断和治疗。

虽然如此，对体温过高或高热持续不退的患儿，为避免引起脑细胞损伤和由于体温过度升高而可能造成的不良影响，还是需要适当的降温措施。尤其对既往有高热惊厥史的患儿和高热伴极度烦躁的患儿，及时采取降温措施还是很必要的。

临床常用的降温措施主要有两种：一种是物理降温，一种是药物降温。具体应用哪一种降温方法为好，应该根据患儿的年龄、体质和发热程度来决定。

新生儿期发热不宜采用药物降温，因为新生儿体温调节功能尚未发育完善。婴幼儿一般感染所致的发热最好先采用适当的物理降温措施。但对麻疹等出疹性疾病的患儿不宜采用冷敷和乙醇擦浴降温，以免刺激皮肤，影响皮疹透发。药物降温需注意剂量不要太大，以免使患儿出汗过多引起虚脱或电解质紊乱。儿科常用的退热药物种类很多，一般可选择对乙酰氨基酚或阿司匹林。对乙酰氨基酚现在有很多不同的剂型，很适合小儿服用。其商品名有百服宁、泰诺、安佳热、一滴清等。对乙酰氨基酚退热效果迅速可靠，不良反应较少，对胃肠道无明显刺激性，也不会引起凝血障碍。但偶见过敏反应，出现皮疹。大量或长期服用可能会引起溶血性贫血及肾脏损害。阿司匹林退热作用迅速，但长期使用可引起胃肠道反应，并能抑制血小板聚集而致出血，少数患儿可出现过敏反应。

药物降温的不良反应

首先，我们应该明确，解热药的作用在于影响散热过程，表现为皮肤血管扩张和出汗增多。如果用药剂量大或者患儿对药物过于敏感，用药后可因为出汗过多，体温骤然下降而引起虚脱，血压下降。

其次，有些退热剂可使患儿发生过敏反应，如出现荨麻疹、血管神经性水肿、哮喘，甚至发生过敏性休克。还有的患儿服药后会感到腹部不适、恶心，甚至发生胃出血。有些退热剂如氨基比林，对少数过敏的患儿可引起粒细胞缺乏症，有致命危险。非那西丁等药如长期大剂量使用，可致眩晕、发绀、呼吸困难等中毒症状，还可能导致肾脏损害。阿司匹林等药除可引起胃肠道反应外，对凝血系统也有一些影响，应用一般剂量时就能抑制血小板聚集，延长出血时间，从而引起出血。

了解了药物降温的不良反应，家长在给孩子降温时最好遵从医生的意见，不要盲目应用退热剂。在应用退热剂前，应该仔细阅读药品说明书，看看是否有禁忌证。另外，千万不要长期服用解热镇痛药，也不要一见发热就滥用退热药。因为解热镇痛药只是对症治疗，如病因未除，当药物作用消失后，体温会很快又回升。

退热药能随便使用吗

一位6岁男孩因皮疹、血尿入院，查血白细胞增高，以嗜酸性粒细胞增高明显，血小板减少，肝功GPT增高。追问病史患儿因感冒曾经服用索米痛片4天。其母当即从包里取出一大包塑料纸包装的索米痛片（约40片左右），并说他们村里人有个头痛脑热，或劳动累了服了此药即感舒服，因此孩子一有发热感冒也给孩子服此药，认为此药效果好、便宜，买点放在家里也方便。

解热镇痛药的品种很多，主要包括两大类：一种是包含非那西丁（目前多为非那西丁主要代谢产物－对乙酰氨基酚）或阿司匹林的混合镇痛药，包括有索米痛片、安乃近、A.P.C（复方阿司匹林）等。另一类是非类固醇类抗炎药物，包括有布洛芬、双氯芬酸钠、吲哚美辛、保泰松、炎痛喜康等。

解热退热药用的得当是一种非常好的治疗，但是用的不当不但治不了病还会给人添病，给人带来更多的痛苦，甚至危及生命，如引起急性过敏性间质性肾炎、急性肾衰竭、肝功异常、血小板减少性紫癜、粒细胞减少症、各种皮疹、淋巴结肿大、关节痛、药物热等等。

随便地长期滥用解热镇痛药物，给身体带来的危害是严重的，因此我们必须加以防范。不要随意滥用药，要正确使用解热镇痛药物，发热的患者应到医院就诊，在医生的指导下，尽早发现病因，针对病因进行治疗。发热仅是疾病的症状之一，服用解热镇痛药只是暂时改善症状，而不是根本上的病因治疗，并且对一般上呼吸道感染及其他发热性疾病来讲，发热是身体对于病原菌入侵的一种自卫防御性的功能，除了严重高热会影响器官功能，如小儿高热会发生惊厥、"抽风"，需要立即降温外，一般发热如体温维持在38.5℃以下，也可以靠休息、多饮水，或物理降温让体温下降，服退热药不要太积极。千万记住解热镇痛药片随便使用不得。

使用药物降温需要注意什么

药物降温虽然具有降温效果比较确切、使用方法简单等优点，但也有不少不良反应。如果应用不当，往往会引起许多严重后果。因此，提醒家长在给您的孩子使用退热药时，一定要注意以下几方面问题。

（1）新生儿体温调节功能不稳定，所以新生儿发热不采用药物降温。3个月以内婴儿发热亦应慎用退热药。

（2）既往有退热药物过敏史的患儿应禁用退热药。对过敏体质的患儿应用退热药时亦应慎重。

（3）应用退热药时要严格按规定剂量服用，如用量过大常常会使患儿汗出过多而致虚脱。如用量太小往往又达不到降温效果。

（4）服用退热药前要注意看一下药品的有效期限，过期的药品不能服用。否则不仅达不到退热目的，反而会引发不良反应。

（5）服用退热药时一定要注意给孩子多饮水。这样不仅可以防止汗出过多而引起虚脱，而且有利于毒素排泄。

（6）退热药千万不可长期服用，否则会引起急慢性中毒。另外，不要见到发热就给予药物降温，一般体温在39℃以下最好不用药物来降温，可先采用物理方法降温。

（7）使用退热药前要认真阅读药品说明书，了解自己的孩子对该药有无禁忌证。如严重肝脏损害、维生素K缺乏、血友病患儿应避免使用阿司匹林，以防出血。有哮喘史的患儿也不宜使用阿司匹林，以免诱发哮喘发作。

物理降温的方法

物理降温是小儿时期发热常用的降温方法。孩子发热的时候，妈妈都习惯在孩子的前额上放一块凉毛巾，或者用温水给孩子擦擦皮肤，这些都属于物理降温的方法。

物理降温适用于高热而循环良好的患儿。物理降温的方法很多，包括前面提及的头部冷敷、温水擦浴，还有乙醇擦浴、冷盐水灌肠等方法。这些方法做起来一般都很简单，而且不存在药物降温的不良反应。因此，在孩子发热的时候，妈妈最好先选用一些物理降温方法。下面介绍几种常用的物理降温方法。

（1）头部冷敷。头部冷敷适合小儿的一般发热及体温并不特别高的孩子。方法是将毛巾用凉水浸湿后敷在患儿的前额部，每5～10分钟更换1次。也可将水袋中灌上凉水，枕在头下。

（2）温水擦浴。温水擦浴适合于高热患儿的降温。方法是用32～34℃的温水擦拭患儿的全身皮肤。在腋窝、腹股沟、腘窝等血管丰富的部位擦拭时间可稍长一些，以助散热。胸部、腹部等部位对冷刺激敏感，最好不要擦拭。出疹的孩子发热不要用温水擦浴降温。

（3）乙醇擦浴。乙醇擦浴适合于发热较高的患儿。方法是用30%～50%浓度的乙醇，如无乙醇亦可用白酒代替，用小毛巾浸湿后擦拭患儿颈部、四肢、后背、手足心等部位。尤其重点擦拭腋下、肘部、腘窝、腹股沟等血管丰富的部位。注意对麻疹等出疹性疾病不宜采用乙醇擦浴。

（4）冷盐水灌肠。冷盐水灌汤的降温效果显著，但不适合家庭中操作。方法是取生理盐水200～300ml，温度以4～6℃为宜，将肛管用甘油等润滑油擦拭后插入肛门，再将准备好的盐水用注射器注入或灌入，灌入后需用手将患儿肛门夹紧10分钟左右，以防盐水排出。

如何用温水擦浴降温

温水擦浴适用于高热患儿降低体温。一般应使用低于患儿皮肤温度的温水，即32℃～34℃温水进行擦浴，这样可以很快将患儿的皮肤温度传导发散。同时，皮肤接受冷刺激后，可使毛细血管收缩，继而又扩张，擦浴时可用按摩手法刺激血管被动扩张，进而更促进热的发散。

在温水擦浴前最好先在患儿头部放置一个冰袋，这样既有助于降温，又可防止由于擦浴时表皮血管收缩，血液集中到头部引起充血。擦浴时用力要均匀，不可过度用力，并轻轻按摩以促进血管扩张。擦至腋窝、腹股沟、腘窝等血管丰富处停留时间应稍长些，以助散热。四肢及背部各擦浴3～5分钟即可。胸前部、腹部、后颈等部位对冷的刺激较敏感，不宜擦浴。

温水擦浴后用大毛巾将患儿包好，让患儿舒适平卧，并多饮温开水。

如何用乙醇擦浴降温

乙醇擦浴为一种简易有效的降温方法。因为乙醇是一种挥发性的液体，乙醇在皮肤上迅速蒸发时，能够吸收和带走机体大量的热。并且乙醇具有刺激皮肤血管扩张的作用，故其散热能力较强。

使用乙醇擦浴时要注意乙醇的浓度，一般以 30% ~ 50% 浓度为宜。乙醇不要太凉，温度以 32℃ ~ 35℃为宜。擦浴时头部放冰袋或湿毛巾冷敷，以减轻头颈部充血。用纱布或手帕浸蘸乙醇后，应有规律地进行擦浴，不要乱擦。通常是先从患儿的颈部开始，自上而下地沿上臂外侧擦至手背。然后经腋窝沿上臂内侧擦至手心。上肢擦完后，自颈部向下擦试后背，擦浴的同时用另一只手轻轻按摩拍打后背，以促进血液循环。最后自髋部开始擦拭下肢，方法与擦拭上肢相同。每个部位擦拭 3 分钟左右。擦拭腋下、肘部、掌心、腹股沟、腘窝、足心等部位时停留时间应稍长些，以提高散热效果。

胸部、腹部及后颈部对刺激敏感，可引起反射性心率减慢和腹泻等不良反应，不宜做乙醇擦浴。小儿皮肤娇嫩，在擦浴时动作要轻，不可过度用力，以免损伤皮肤。在乙醇擦浴过程中应注意保暖，身体暴露部位不要多，擦拭过的部位及时盖好衣被。擦浴时如发现患儿寒战、面色苍白等异常情况，应停止擦浴，盖好衣被保温，并及时请医生诊治。对婴儿和体质虚弱的小儿不宜使用乙醇擦浴法降温。

如何用针刺方法降温

针刺退热是中医的传统疗法。针刺可以通过疏通经络，清泄壅滞之气血，达到退热的作用。针刺治疗小儿发热的方法很多，退热效果可靠，而且没有任何不良反应。

小儿发热的原因很多，从中医学角度来看，主要是由于感受外邪，入里化热，里热炽盛所致。因此，针刺治疗发热的原则应以疏泄蕴热为主。

针刺放血是治疗小儿发热最常用的方法。一般常取风池、大椎、曲池、合谷等穴，如热势高配十宣、耳尖，均用三棱针放血4～5滴，每日1～2次。也可在耳背静脉处放血，退热效果也很好。针刺放血的作用在于疏通壅滞的气血，疏解肺经的风热，清泄阳明的蕴热。

耳针治疗小儿发热也有较好的效果。一般取神门、肾上腺、耳尖，采用强刺激手法，不留针。

针刺退热需要注意的是要取得患儿的配合，针刺时速度要快而准确，防止造成其他损伤。

哪些中药治疗小儿发热效果好

发热是小儿最常见的一个症状。引起小儿发热的疾病很多，概括起来主要有感染和非感染两大因素。从中医学理论分析，小儿发热以感受外邪所致居多，亦有因为内伤引起者。中医治疗小儿发热主要根据不同的发热原因，进行辨证施治。治疗小儿发热的中药主要包括疏风清热、清热解毒、滋阴清热等几类。

小儿外感初起，发热症状较轻的时候，属中医邪热在表阶段，中药应选择疏风清热类。如桑叶、菊花、芦根、薄荷、防风、牛蒡子、荆芥穗、竹叶、蝉蜕等。此类药煎煮时应注意不宜久煎，一般煎 15 ~ 20 分钟即可，薄荷一定要后入，煎 3 ~ 5 分钟为宜。

病势深入，发热程度较重的时候，属中医里热炽盛阶段，中药应选择清热解毒类。如金银花、连翘、板蓝根、大青叶、生石膏、寒水石、生山栀、知母、丹皮、黄连、黄芩、鱼腥草、半枝莲等。如发热较高且大便不通者，可加用大黄，以通便泻热。如高热伴烦躁，或出现高热惊厥者，应加用钩藤、羚羊角、蝉蜕、白僵蚕等。此类药煎煮时间以 30 分钟左右为宜，生石膏应该先煎，并且应用剂量要大一些。

对于热病后期，持续低热的患儿，中医辨证一般属于阴虚内热阶段，中药应选择滋阴清热类。如生地、麦冬、沙参、青蒿、鳖甲、玄参、天花粉、地骨皮、白芍、玉竹等。如伴有大便秘结者，可加用火麻仁、郁李仁等。如低热而兼盗汗者，可加用生牡蛎、浮小麦等。

中医治疗小儿发热有许多有效的方药。在选择方药时，一定要详细询问病情，认真查体，根据不同情况选择不同的中药。有不少人认为中药退热太慢，其实不然，只要辨证准确，中药对退热也有很好的效果。

哪些中成药适合治疗小儿发热

小儿发热是临床的一个常见症状。引起发热的疾病很多，有感染所导致的发热，也有其他因素导致的发热。中医治病很重视辨证求因，审因论治。也就是说，根据不同的病因和临床症状，采用不同的治法。同是一个发热症状，因其病因不同，临床伴随症状亦随之有别。所以，应根据不同情况选择合适的中成药。

对小儿发热初起，临床主要为一般上呼吸道感染症状者，即中医所说的邪热在表阶段，中药应选择清热解表剂。常用药有小儿感冒冲剂、小儿清热解毒口服液、小儿金丹片、桑菊银翘散、小儿清热灵、妙灵丹等。

对发热持续较高的患儿，且伴有一些全身症状，如头痛、呕吐、乏力、口渴、大便干燥、尿黄、舌红苔黄等，属中医邪热亢盛阶段，中药应选择清热解毒之力较强之品。常用药有小儿牛黄散、小儿羚羊散、紫雪散、至圣保元丹、清开灵口服液、小儿清热散等。

对高热不退，伴有头痛、烦躁、高热惊厥或神昏者，中药应选择清热解毒，镇惊熄风之剂。常用药有小儿急惊粉、牛黄清宫丸、回生救急散、牛黄抱龙丸、安宫牛黄丸等。

对小儿发热后期，体温渐退，其他症状好转，但仍有低热、盗汗、手足心热、口渴、便干尿黄者，中药应选择滋阴清热之剂。常用药有青蒿鳖甲片、养阴清肺膏等。

总之，小儿发热时可根据不同疾病和不同症状，选择适当的中成药治疗。但小儿热势较高时，还应该根据具体情况应用其他退热方法，如物理降温、西药降温等。对感染所致的发热，可根据不同病原体选择适当的抗生素或其他药物治疗。

推拿能治疗小儿发热吗

推拿是中医的一种传统疗法，在儿科应用比较广泛。推拿是通过一些特定的手法作用于体表的特定部位，以调整机体的生理和病理状态。因此，推拿可以用来治疗小儿发热。

中医学认为，小儿发热的原因主要是由于感受外邪，邪郁卫表，邪正相争所致。治疗小儿外感发热，一般多采用清肺经、揉太阳、清天河水、推脊等推拿方法。肺经位于无名指末节罗纹面，推拿时采用清法，即由手指末端向指根方向直推，连续 200 ~ 300 次；太阳穴位于眉梢后凹陷处，推拿时采用揉法，即以双手中指端按揉此穴，连续 30 ~ 50 次；天河水位于上肢前臂正中，推拿时用示指和中指，由腕部直推向肘，连续 100 ~ 200 次；推脊是指用示指和中指在脊柱自上而下作直推，连续 100 ~ 200 次。通过这些手法，可以疏通经络，清热解表，从而达到退热目的。

对小儿长期低热，中医学认为是由于久病伤阴而产生的虚热。治疗可采用揉内劳宫、清天河水、按揉足三里、推涌泉等推拿方法。内劳宫位于手掌心，推拿时采用揉法，连续 100 ~ 200 次；清天河水方法同上；足三里穴位于下肢胫骨前嵴稍外 1 横指，膝腿下 4 横指处。推拿时用拇指端在该穴按揉，连续 50 ~ 100 次；涌泉穴位于足掌心前正中，推拿时用拇指向足趾方向直推，连续 50 ~ 100 次。通过这些推拿方法，可以调节脏腑功能，引热下行，清退虚热。

推拿方法简便，患儿没有痛苦，没有任何不良反应，家长可以自己操作。在小儿发热时，建议家长不妨试一试。

中药外敷能退热吗

中药外敷是中医治疗疾病的一种常用方法。一般由医生根据病情，选定所需中药，将其研成细面，调和成膏，外敷于病变部位或特定穴位。

小儿服用中药有时比较困难，而外敷中药不仅疗效好，而且容易为患儿所接受。下面介绍几种中药外敷退热的方法。

（1）吴萸 10g，牛膝 10g，大黄 10g，黄连 5g，生山栀 10g。共研细末混匀，取药末适量，以陈醋调成糊状，敷于双侧涌泉穴（足掌心前正中部位），外敷 12 小时，如热仍未退，可更换再敷 1 次。

（2）生山栀 10g，研成细粉，用鸡蛋清将药粉调成稠糊状，做成药饼，敷于涌泉穴，每日 1 次，每次敷 8 小时左右。

（3）青蒿 50g，石膏 50g，滑石 30g，茶叶 20g，燕子泥 50g，冰片 20g。共研细末混匀，加甘油和适量蛋清调成糊状，外敷于神阙穴（肚脐），外用纱布覆盖。

前两组处方均取清热解毒类中药，敷于涌泉穴的目的是引热下行，引火归原，而达退热目的。第 3 组处方中有清热解毒之品，也有清心开窍之品，敷于脐部可通过经络传导发挥退热作用。

在用中药外敷治疗时，要注意观察患儿皮肤。小儿皮肤娇嫩，对药物刺激敏感。用药后如发现皮肤周围发红或起泡，应及时去除药物，并将皮肤擦洗干净。

中药灌肠能退热吗

中医学认为，小儿发热主要是由于感受外邪，入里化热，邪热炽盛所致。治疗小儿发热，一般采用清热解毒的方法，常常可以获得较好的效果。但是由于小儿服用中药比较困难，所以有人用中药灌肠的方法治疗小儿发热。中药保留灌肠可以使药物通过直肠和结肠吸收。同时，用凉的药液灌肠又可起到物理降温的作用。

用哪些中药灌肠退热效果好呢？下面介绍几组常用的中药灌肠处方。

（1）金银花 10g，连翘 10g，板蓝根 15g，公英 10g，丹皮 12g，生石膏 30g，黄芩 6g，龙胆草 5g。加水 800～1000ml，浸泡 1 小时后水煎 20 分钟，滤其上清液高位保留灌肠，每日 3～4 次，每次 50～150ml。

（2）生石膏 50g，知母 20g，丹皮 15g，大青叶 15g，野菊花 20g，芦根 20g。加水约 1000ml，浸泡 1 小时后煎煮 20 分钟，滤其上清液高位保留灌肠，每日 3 次，每次 50～100ml。

（3）黄连 6g，黄芩 10g，生山栀 10g，生石膏 30g，大黄 5g。加水 500 ~ 800ml，浸泡 1 小时后煎煮 20 分钟，滤其上清液高位保留灌肠，每日 2 ~ 3 次，每次 50 ~ 60ml。主要用于小儿发热，大便不通者。

（4）钩藤 20g，僵蚕 15g，蝉蜕 10g，丹皮 20g，寒水石 20g，防风 15g，龙胆草 15g。加水 600 ~ 1000ml，浸泡 1 小时，文火煎 30 分钟，滤其上清液高位保留灌肠，每次 50 ~ 100ml。主要用于小儿高热惊厥。

用中药保留灌肠时需注意药液温度。一般温度以低于体温为宜，最好在 30℃以下。热势高者可用冷药液灌肠。灌肠时药液应缓慢灌入，肛管拔去后要用纱布按住肛门片刻，以免使药液流出。

小儿发热必须用抗生素治疗吗

发热是小儿患病的常见症状，有许多病在一开始就出现发热。对于小儿发热，家长应该有一个正确的认识。有不少家长一见到孩子发热，就马上给孩子用上退热药，随即又服上抗生素。有的家长甚至认为用抗生素就能退热，而且越贵的抗生素效果越好。

小儿发热就一定要使用抗生素吗？要弄懂这个问题，首先必须了解抗生素的作用和滥用抗生素的危害。

抗生素是一种防治细菌感染的有效药物。但是每种抗生素却只能杀灭或抑制若干特定的菌种。对于细菌引起的疾病，要根据不同的菌种选用适当的抗生素。必须明确指出，抗生素并不是越贵就效果越好。对于病毒引起的疾病，应该说抗生素是无效的。如果盲目滥用，不但治不好病，反而会带来许多不良后果。

　　长期不合理使用抗生素，会渐渐使细菌对抗生素产生耐药性，从而使抗生素失灵。因为抗生素要杀灭细菌，细菌为了生存也会进行抵抗。细菌产生耐药性以后，再用这种抗生素就没有作用了。如果用抗生素来治疗病毒引起的伤风感冒，不仅是一种浪费，而且还容易使细菌产生耐药性，或者引发其他不良反应。另外，长期大量使用抗生素还容易发生"二重感染"。比如有的孩子在应用抗生素过程中，突然发生"鹅口疮"，这就是真菌繁殖的结果。

　　还应该向家长们提示的是，目前孩子所患的感染性疾病中，有相当一部分是病毒感染。病毒感染应该尽量使用中药治疗，亦可应用抗病毒等药物。如果没有合并细菌感染，不要随便使用抗生素。

　　小儿发热的原因很多，不要一见到发热就认为是细菌感染，不要滥用抗生素。见到小儿发热应该去看医生，明确发热的原因，然后再进行治疗。家长们应该记住，抗生素不是万能的，滥用是有危害的。

感染性发热应怎样使用抗生素

目前抗菌药物在临床上存在着滥用的现象。有人错误地把它当做"保险药""万能药"等。也有的医生迎合患者的不正确要求，不详查病情是否需要，按抗生素的大联合、大剂量、大轮换、大包围等所谓四大常规使用抗生素。这样不仅浪费抗菌药物，增加患者经济负担，而且还会造成耐药菌株增加，加之抗生素毒性反应，不良反应增加，出现过敏反应，混淆诊断，延误治疗，产生药物间的拮抗现象和菌群失调，导致二重感染，重者甚至引起患者死亡。因此，在发热感染性疾病时，必须合理使用抗生素，严格掌握抗生素应用的原则。小儿感染性发热应用抗生素时应注意以下几方面问题：

（1）严格准确地掌握抗生素应用指征。

（2）早期诊断，早期给药。

（3）根据病情变化灵活掌握用药剂量和疗程，一般应依患者年龄、体重、体质、病程、病情轻重缓急来决定药物剂量和疗程。在一般情况下，一种抗生素至少连续应用3日，如果效果不佳方可更换另一种抗生素。

（4）要给充足的剂量，以维持血中的有效浓度，防止和减少耐药菌株的发生。

（5）发热等临床症状消失退后 2 ～ 3 日方可考虑停用抗生素，以防止疾病反复或迁延成慢性炎症。

（6）在严重感染时可有效合理地联合应用抗生素，并配合其他综合治疗措施。

小儿麻疹发热如何处理

麻疹是由麻疹病毒引起的急性呼吸道传染病。麻疹病毒经过飞沫直接传播，侵袭呼吸道黏膜及其附近淋巴组织，再进入血液，发生病毒血症。因此，在麻疹的发疹前期即出现发热等症状。小儿麻疹发热的热型不定。轻症仅为中等度发热，重症患儿体温可超过40℃。多数患儿体温逐渐升高，但也有骤然高热起病者。

小儿麻疹多以发热为最初症状，同时伴有咳嗽、流涕、眼结膜充血及麻疹黏膜斑等。于发热 3 ～ 4 天出疹，出疹时伴发热增高，直到皮疹消退时体温开始逐渐下降，直至正常。

对麻疹的发热，一般不需要急于退热。应该给予足够水分，易于消化和营养丰富的饮食。同时，最好采用适当的中药治疗。中药治疗主要以清热解毒透疹为原则。常用药有桑叶、银花、连翘、蝉蜕、浮萍、葛根、升麻、紫草、牛蒡子等。亦可用西河柳、浮萍、芫荽等中药煮沸，用毛巾浸药液温敷患儿额面、四肢等部位，既可退热又可透疹。且在煮沸药液过程中，使水蒸气在室内布散，以保持室内的湿度。对体温过高的患儿可酌用小量退热剂，避免急骤退热而致虚脱。西药退热剂可选用阿司匹林、对乙酰氨基酚等，亦可用安乃近滴鼻。使用药物降温应使体温维持在38℃左右，不可降至过低。对麻疹患儿不宜采用冷敷和乙醇擦浴降温，以免刺激皮肤，影响皮疹透发。

小儿麻疹发热时，家长还应该注意做好皮肤护理，出汗要及时擦干，衣被不要过厚过暖。另外还要注意做好口腔护理，多饮水。

第 5 章

康复调养

三分治疗七分养，自我保健恢复早

出水痘会不会留瘢痕

水痘发生的部位较广泛，可延及头面部，且成批出现，数目较多，故有人担心会不会留下瘢痕，影响美观。这种担心是不必要的。

一般来说水痘按照自然病程发生、消退，即使水疱较大破溃后形成糜烂面，也会很快痊愈，愈后不留瘢痕。但若不注意保持皮肤清洁，反复搔抓破溃后易继发细菌感染，甚至发生坏疽，愈后会有瘢痕。因为单纯水痘的损害部位很浅，未到达真皮组织，如果合并细菌感染则会向下破坏而导致瘢痕形成。

可见出水痘不会留下瘢痕。但是在临床上水痘还有几种特殊类型，应引起注意。

（1）大疱型水痘。只见于2岁以下的儿童。为成批发生的2～7cm大小的大疱，破溃后形成糜烂面，但痊愈很快。

（2）出血性水痘。水疱内容物为血性，有高热及严重的全身症状。好发于营养不良、恶性淋巴瘤、白血病等使用免疫抑制剂及皮质激素治疗的患者。

（3）新生儿水痘。通常是在生产时由母亲而感染，一般症状表现较轻，但亦可发生系统损害而致死。

（4）成人水痘。症状较小儿为重。前驱期长，高热，全身症状较重，皮疹数目多，也更痒。

以上几种特殊类型虽较少见，但一旦发生就应加强护理，防止继发感染。否则不仅仅是留瘢痕的问题，还可发生肺炎、脑炎、心肌炎、肾炎等严重并发症，甚至危及生命。

孩子得了猩红热怎么办

猩红热多见于 2 ~ 8 岁的儿童，病情多较急重，有较强的传染性，而且治疗不及时还可出现一些严重的并发症。所以，应该引起家长的重视，一旦孩子出现类似的症状应及早诊断和治疗。

根据起病急骤、典型皮疹、"杨梅舌"、帕氏线、环口苍白圈及疹退后脱皮屑，结合全身症状发热、咽痛、扁桃体炎和接触史诊断较易。但应与风疹、麻疹相鉴别。此外应注意有无服药史，以除外猩红热样药疹。

治疗可分一般治疗及全身药物治疗。

（1）一般治疗。卧床休息，供给充分营养和水分。咽痛时可给流质或半流质易消化的饮食，保持口腔清洁。高热时应及时退热。患儿应隔离 3 ~ 4 周，以防传染其他儿童。

（2）全身治疗。尽管目前抗生素品种越来越多，效力越来越强，但青霉素仍是治疗猩红热的首选药物。因为青霉素对链球菌感染有特效，故不仅治疗效果好，尚可预防急性肾小球肾炎与风湿热等并发症。一般用苄星青霉素。

本病属中医"温病"范畴，名为"烂喉丹痧"或"疫痧"。中医认为本病发生乃温毒内侵，上蒸咽喉，外达全身所致。辨证治疗大体可分为三型。

（1）邪在肺卫证。症见突然发热，咽痛，少量皮疹，舌苔薄腻，脉数。治宜清热透疹法，方选银翘散化裁。

（2）热入气营证。症见高热烦躁，咽喉肿痛，全身皮疹，口唇苍白，杨梅舌，脉数。治宜清热凉血法，方选清瘟败毒饮化裁。

（3）疹后阴伤证。症见皮疹已消，留有余热，神疲食少，舌红脉细。治宜养阴清热法，方选沙参麦冬汤化裁。

除治疗用药外，应保持室内空气新鲜，保持适宜的温度及湿度，有条件者应采取隔离治疗。治疗期间应多吃鲜嫩多汁的水果、蔬菜；避免肥甘厚味，辛辣之品；饮食以清淡为宜；患者的衣被要洗烫或曝晒。

如何护理高热患儿

发热是儿科最常见的一种临床症状，一般体温高于39℃时即为高热。

患儿持续高热，就会增加氧的消耗。由于脑细胞低氧，加之毒素对脑的刺激，患儿可出现谵妄、昏迷和惊厥。因此，当患儿出现高热时，除做病因治疗外，还应及时进行对症处理，并积极做好高热患儿的护理工作。

患儿高热时，由于迷走神经的兴奋性减低，使胃肠蠕动减弱，消化液生成和分泌减少，因而影响消化吸收功能。同时，高热时分解代谢增加，蛋白质、糖类、脂肪和维生素等物质大量消耗，水分大量丧失。因此，高热患儿必须注意补充营养和大量水分。根据病情，酌情给予营养丰富且易于消化的流质或半流质饮食，如鸡蛋羹、西红柿蛋花汤等。应多饮白开水或淡糖水，以补充因高热而丧失的水份，并利于毒素排泄。

由于高热时新陈代谢增快，消耗多，进食少，体质虚弱，所以应尽量减少患儿活动，多卧床休息。

对高热患儿应注意做好口腔和皮肤的护理。高热时唾液分泌减少，口腔黏膜干燥，这时口腔内食物残渣容易发酵，有利于细菌繁殖，而引起舌炎、齿龈炎等。因此在小儿高热时要注意及时清洁口腔，最好在每次进食后用盐水漱口。另外，高热患儿在退热过程中往往会大量出汗，要做好皮肤护理。出汗时要及时擦干汗液，更换衣被。出汗较多者可用温毛巾擦拭皮肤，并涂以爽身粉，保持皮肤清洁干燥。

另外，还要给患儿勤洗手、洗脚，清洗外阴及肛门，以防止出现其他部位的感染。

小儿热退后还需要调理吗

小儿发热的时候，每一位妈妈都会心急如焚，恨不得一下子把体温降下来。小儿的发热会把妈妈的心悬得很高。小儿的体温一降下，妈妈的心也就随之踏实了。可是，许多家长忽视了这一点，热退以后并不意味着疾病已彻底治愈，热退后还需要调理。

我们会发现这样一种现象，小儿热退以后常常会感到疲乏，食欲缺乏，大便干燥，容易出汗。这些症状的产生，主要是因为发热对机体造成的损害没有修复。发热虽然是人体对病原微生物的一种防御反应，但发热对人体也会造成一些不良反应，尤其对小儿的不良影响要比成人更大。

发热对人体的不良影响有两大方面，一是对物质代谢的影响，二是对器官活动的影响。发热可以使脂肪的消耗增加，蛋白质的分解代谢增加，消化液分泌减少，消化道的运动与吸收功能降低。此外，由于发热的时候代谢增强，因而水分消耗很大。这些改变是需要一个逐渐恢复的过程的。

中医学认为，发热会消耗人体的津液。津液是人体的物质基础，津液不足，会影响人体的一些生理功能。津液亏虚会产生内热，胃的津液不足会使消化功能失调，使患儿不思饮食，大肠津亏会使患儿大便干燥，阴虚内热会使患儿出现烦躁、颧红、盗汗、手足心热等症状。这些症状如果不能及时予以调理，往往会影响小儿的生长发育。

因此，小儿热退以后，家长不可高枕无忧，应该请医生进行病后调理治疗。最好用中医中药来调理，中医中药的治疗可以进一步清除体内的余热，并可使机体各器官的功能得以恢复，从而消除热退后而出现的食少、便秘等一系列症状。

小儿热退后应该如何调理

小儿发热以后，尤其是高热或长期发热以后，常常会出现食欲缺乏、大便干燥、烦躁、手足心热、容易出汗、疲乏无力等症状。有的患儿还会出现长期的低热，也有的患儿热退后间歇几天复见发热，甚至反复发热。这些现象的产生原因，主要是由于热退后失于调理，余热未尽所致。

中医学认为，热邪可以损伤人体的津液，而津液不足又可产生内热。因此，中医主张在小儿热退以后，要进一步采用滋阴清热的方法治疗，以清除余热，滋补阴液，使脏腑功能恢复正常。

小儿热病后的调理主要包括两方面内容，一个是药物调理，一个是饮食调理。药物调理一般多采用中草药，基本治疗原则是滋阴清热，根据临床患儿表现的不同症状，采用不同的药物。如患儿主要表现为食欲缺乏，治疗应在滋阴的基础上，加用开胃药，如藿香、佩兰、乌梅、苍术、砂仁、生地、麦冬、沙参、天花粉等。如患儿主要表现为大便干燥，治疗应侧重滋阴润肠，中药可选用生地、玄参、麦冬、天花粉、火麻仁、郁李仁、瓜蒌、沙参等。如患儿持续低热，手足心热，烦躁，中药可选用滋阴降火之品，如青蒿、丹皮、生地、知母、鳖甲、竹叶、麦冬、天门冬等。

饮食调理对热病后的恢复也很重要。发热可使唾液、胃液、肠液等消化液分泌减少，影响消化吸收功能。热退以后，消化吸收功能不可能一下子恢复到正常水平。因此，小儿热病后饮食的调摄一定要注意。有的家长认为孩子发热时消耗了不少能量，病后应尽快补充。其实营养的补充并不是一朝一夕的事，况且患儿的消化吸收功能尚未恢复正常，过分的补充不但不会吸收，还会增加消化器官的负担。因此，热病后饮食最好选择易于消化吸收的食物，并要多给予蔬菜、水果等。

第 6 章

预防保健

只有重视预防，才能远离疾病

麻疹的预防

关键措施是对易感者接种麻疹疫苗。

（1）控制传染源。早发现、早报告、早隔离、早治疗麻疹患者。一般隔离至出疹后 5 天，合并肺炎者延长至出疹后 10 天。接触麻疹的易感者应检疫观察 3 周，并给予被动免疫。

（2）切断传播途径。患者曾住的房间应通风并用紫外线照射，患者衣物应在阳光下暴晒。流行季节易感儿尽量少去公共场所。

（3）保护易感人群

①主动免疫：采用麻疹减毒活疫苗预防接种，初种年龄国内规定为生后 8 个月，7 岁时复种 1 次。易感者在接触患者 2 天内若接种疫苗，仍有可能预防发病或减轻病情。

②被动免疫：接触麻疹后 5 天内立即给予免疫血清球蛋白 0.25mL/kg 可预防发病。如用量不足或接触麻疹后第 5 ~ 9 日使用，仅可减轻症状。被动免疫只能维持 3 ~ 8 周，以后应采取主动免疫。

（4）开展麻疹病毒基因变异的监测。

水痘的预防

控制传染源，隔离患儿至皮疹全部结痂为止，对已接触的易感儿，应检疫 3 周。保护易感者：国外已开始使用减毒活疫苗，接触水痘患儿后立即应用，其保护率可达 85% ~ 95%，并可持续 10 年以上。对正在使用大剂量皮质激素、免疫功能受损和恶性病患者以及孕妇和接触患水痘母亲的新生儿，在接触水痘 72 小时内肌内注射水痘 - 带状疱疹免疫球蛋白 125 ~ 625U/kg，可起到预防作用。

猩红热的预防

（1）隔离患者至痊愈及咽拭子培养阴性。

（2）消毒处理患者的分泌物及污染物。

（3）带口罩检查患者。

（4）曾密切接触患者的易感儿可口服复方磺胺甲噁唑 3 ~ 5 天或肌内注射 1 次长效青霉素 60 万 ~ 120 万 U。

风疹的预防

（1）一般预防。重点预防妊娠期妇女，避免与风疹患者接触，以免感染或再感染。

（2）主动和被动免疫。风疹减毒活疫苗接种者95%产生抗体，尚无疫苗致畸证据。孕早期接触患者3天内肌内注射高效价免疫球蛋白20mL，可起到预防作用。

如何通过食疗防治麻疹

（1）芫荽15～30g，荸荠250～500g。将芫荽、荸荠洗净，置锅内，加清水适量，置明火上煎煮，荸荠熟后即成。服用时，以汁代茶饮用。

此方适用于麻疹，有透疹解毒的功效，并可作清凉饮料。

（2）红萝卜150～250g，荸荠150～250g。将红萝卜洗净切成小块，荸荠洗净，同放入瓦锅内，加水适量，置文火上煎煮，萝卜、荸荠熟后即成，服用时饮汤代茶。

此方适用于解除麻疹蕴毒，有清热解毒、养阴生津的功效。

为何许多皮肤病需要忌口

很多皮肤病患者在就诊后都会问医生，是否需要忌口。的确临床上有许多皮肤病需要饮食调忌。如湿疹、荨麻疹、异位性皮炎、神经性皮炎、银屑病、玫瑰糠疹、扁平苔癣、红皮病、脂溢性皮炎等常见病多发病，其发病与饮食有着极其密切的关系，皆可因吃刺激性食物或发物而使病情加重，因此对那些有食物过敏因素的患者，在发病期间或疾病痊愈后，应限制或禁食鱼、虾、蟹、羊肉等腥发之物；鸡、鸭、鹅等禽类食物以及葱、姜、蒜、辣椒、芫荽、酒类等刺激食物或油炸等难以消化的食物，也应限制或禁止食用。

如何安排发热患儿的饮食

小儿发热时，新陈代谢加快，营养物质的消耗大大增加，体内水分的消耗也明显增加。同时，在发热的时候消化液的分泌减少，胃肠蠕动减慢，使消化功能明显减弱。因此，小儿发热时的饮食安排必须合理。

小儿发热的饮食调摄应以供给充足的水分，补充大量维生素和无机盐，供给适量的热量和蛋白质为原则。饮食应以流质和半流质饮食为主。下面介绍几种常用发热患儿的饮食。

（1）米汤。将大米煮烂去渣，加入少许白糖。米汤的水分充足，易于消化吸收。

（2）绿豆汤。将绿豆煮烂，取其绿豆汤，加入适量冰糖。绿豆具有清热、解毒、祛暑的作用，服之既能补充营养，又利于毒素排泄，从而可以协助退热。

（3）鸡蛋羹。取 1 个鸡蛋打匀，加适量温水蒸熟后食用。鸡蛋羹可以补充蛋白质，并且较容易消化吸收。

（4）西瓜汁。西瓜汁具有清热、解暑、利尿的作用，可以促进毒素的排泄。

（5）鲜梨汁。鲜梨汁具有清热、润肺、止咳的作用，适用于发热伴有咳嗽的患儿。

（6）鲜苹果汁。苹果汁中含有大量的维生素 C，可以补充体内营养的需要，还可以中和体内毒素。

总之，小儿发热时的饮食可以按前面述及的基本原则，根据患儿的饮食习惯来安排。如果患儿发热而食欲不好时，不要勉强喂食，但要尽量补充水分。另外，在小儿发热期间不要任意增加平时未曾吃过的食物，以免引起腹泻。